LES DIX NOUVELLES MENACES SUR NOTRE SANTÉ

Du même auteur
aux éditions du Cerf

Méga-gâchis, histoire secrète de la pandémie, 2022.

MARTIN BLACHIER

avec la participation de
OLIVIER ROBICHON

LES DIX NOUVELLES MENACES SUR NOTRE SANTÉ

La nouvelle condition humaine

LES ÉDITIONS DU CERF

www.editionsducerf.fr
24, rue des Tanneries
75013 Paris

ISBN : 978-2-204-15388-1

À toutes celles et ceux du
10, boulevard Sébastopol.

Introduction

COMMENT L'HYGIÉNISME A SAUVÉ LES MISÉRABLES

Évidemment, tout le monde ne peut pas être Victor Hugo ! Mais que le lecteur de ces lignes se rassure et qu'il ne pense pas relever dans ce regret la moindre tentation littéraire de notre part. Juste un constat ! Si la logique statistique avait été respectée, nous n'aurions jamais pu vibrer d'émotion à la lecture des *Misérables* ni tenter d'apprendre, en classe, les plus beaux vers de *La Légende des Siècles*. Il aurait été à peine possible, si la chance avait protégé l'écrivain, de rêver à la splendeur d'Esmeralda, la gitane de *Notre-Dame de Paris*, publié en 1831. Et pour cause ! Lorsque Victor Hugo voit le jour, à Besançon, le 26 février 1802, l'espérance de vie, dans notre pays n'est alors que de 30 ans en moyenne. Un chiffre qui nous aurait donc privés, et de très loin, des aventures de Jean Valjean, publiées en 1862, tout comme de cette splendide fresque poétique qu'est *La Légende des Siècles*, commencée alors que l'auteur vient d'avoir 53 ans, un âge déjà canonique pour l'époque, et dont le dernier vers fût écrit en 1876, un peu moins de dix années avant le décès de Victor Hugo qui disparaît à 83 ans. Ce qui est, à quelques semestres près, l'espérance de vie de ceux d'entre nous qui sont nés dans les années 1980. Estimée à 25 ans à peine à l'aube de la Révolution française, cette « promesse de longévité » va plus que doubler jusqu'en 1900. Une lente progression puisque les Françaises et les Français nés en 1850 peuvent espérer « statistiquement » une vie longue de tout juste 40 ans. Jusqu'à la moitié du XVIIIe siècle, nos ancêtres étaient régulièrement fauchés par la famine, la peste ou la variole. Les Français, comme la plupart des Européens occidentaux pour lesquels des chiffres sont disponibles, vivaient à peine suffisamment longtemps pour avoir des enfants. Enfants qui, trop rapidement et dans des proportions inimaginables aujourd'hui, devenaient donc des orphelins… lorsqu'ils n'avaient pas succombé en bas âge. L'association mortifère d'une sous-nutrition chronique pour une immense partie de la population et d'une hygiène déplorable décimait nos concitoyens, et en particulier les enfants jeunes avec une mortalité infantile qui a depuis été divisée par plus de 50 mais qui a longtemps persisté dans notre pays. Ainsi, en 1844, plus d'un quart (27 %) des décès enregistrés concernait des enfants de moins de 5 ans. C'est à partir de la moitié du XIXe siècle et jusqu'après le conflit mondial de 1914-1918 qu'est observé le premier « rebond » démographique. Le recul des pandémies, les progrès scientifiques et une réorganisation profonde des modes de vies et de l'organisation de la société ont permis de faire reculer l'âge du décès de plus de 25 ans. Ainsi, l'espérance de vie des Français nés en 1920 atteignait la barre des 50 ans, notamment grâce au recul de la mortalité infantile liée aux avancées de la science et de l'hygiène la plus élémentaire. Mais en 1930, c'est encore 12 % des décès survenant chaque année dans notre pays qui fauchent des enfants de moins de 5 ans. Plus d'un décès sur 10 ! Aujourd'hui, ce taux est inférieur à 0,4 % ! De l'autre côté de la pyramide des âges, 62 % des décès qui surviennent aujourd'hui concernent des personnes âgées de 80 ans au moins. En 1850 ils n'étaient que 10 %.

La baisse de cette mortalité infantile qui a, pendant des siècles, endeuillé les familles de notre pays, est un acquis formidable de ce que nous désignons comme la « période hygiéniste ». Durant la quasi-totalité de notre histoire moderne, la notion même d'hygiène était inconnue pour la plupart des gens. L'odeur qui « flottait » alors dans les rues de nos villes serait pour nous totalement irrespirable. Les déchets jonchaient le sol et les pots de chambre étaient pour l'essentiel vendangés « par la fenêtre ». L'eau, aujourd'hui si essentielle, n'était pas alors considérée comme un élément « bienfaiteur ». La propreté, lorsqu'elle était une préoccupation, était dite « sèche » : tout juste se lavait-on les mains et le visage à l'aide de linge humide et parfois, seulement parfois, légèrement parfumé.

Comme jamais auparavant, cette révolution hygiéniste va profondément modifier la condition humaine. Et il s'agit bien là d'une révolution globale, qui a concerné tous les aspects de nos sociétés modernes. À l'inverse de l'idée commune, il ne s'agit pas alors d'une révolution médicale mais bien d'un bouleversement systémique qui a quasiment touché toutes les disciplines, de la médecine à la pharmacie et à la chimie, du génie civil et militaire à l'administration publique. Elle ne s'est pas limitée à une utilisation plus régulière du savon ou même à la vaccination contre la variole, qui débute dès le Premier Empire. Cette révolution hygiéniste a bousculé la société tout entière pour la transformer. Jusqu'à être à l'origine d'une reconstruction quasi-intégrale de la capitale et, avec elle, de la plupart des autres grandes villes de France. C'est elle qui a imposé la conception de tous les systèmes de traitement des eaux, de gestion des ordures ménagères, d'aération des bâtiments... Pour chacune de ces évolutions majeures, de multiples techniques ont été imaginées, débattues et expérimentées : qu'il s'agisse de traiter les eaux en vue de leur consommation (ozonisation, chloration, verdunisation) ou de les récupérer pour les épurer après usage (assainissement pneumatique, épuration par lit bactérien, fosses septiques). Et il a fallu, dimension essentielle, concevoir une organisation capable de prendre en charge les ordures ménagères (incinération, fermentation zymothermique), organisation sans laquelle l'essentiel des progrès réalisés aurait été impossible. Ainsi, c'est en 1883 que le préfet de la Seine impose à tous les habitants de Paris de prévoir pour leurs déchets « un récipient de bois garni à l'intérieur de fer blanc ». Un objet simple, nouveau, efficace et qui passera à la postérité en adoptant le patronyme du fameux préfet, Eugène Poubelle. Grâce à la création des *Annales d'hygiène publique*, toutes nos villes et territoires ont pris le virage de cette révolution, parfois à des rythmes différents et selon des modalités variées. Mais il est incontestable que c'est en France que naît, tout au long du XIXe siècle, le concept même d'hygiène publique grâce à des médecins, de Villermé et Parent-Duchâtelet puis Auguste Ambroise Tardieu, Paul Brouardel, des pharmaciens tel Alphonse Chevallier, des ingénieurs ou administrateurs civils comme Darcet, mais aussi des statisticiens ou des démographes tel Jacques Bertillon, le propre frère d'Adolphe Bertillon, l'inventeur de la police scientifique. Si ce dernier est entré dans les livres d'histoire, son frère, pourtant le premier à imaginer un système de classification des causes de décès, a disparu des mémoires, à l'instar de tous les autres noms cités plus haut. Avec Lavoisier, Hallé, ou Pasteur, ils sont pourtant les précurseurs de la santé publique. Ainsi, le pharmacien Alphonse Chevallier, en charge de l'hygiène à la mairie de Paris et grâce auquel on eut pour la première fois l'idée d'utiliser l'eau de Javel dans les égouts de la capitale. Si l'histoire est parfois « mauvaise fille » avec certains de ses acteurs, la santé, elle, sait ce qu'elle doit à ces héros aujourd'hui oubliés. Pourtant, cette hygiène publique qui nous semble désormais aussi évidente qu'essentielle a dû batailler pour s'imposer face au conservatisme et aux sceptiques. Il a fallu combattre sans relâche les idées fausses et souvent obscurantistes autant que les impasses administratives. Il a aussi fallu s'opposer aux intérêts économiques d'une industrie naissante dont les comportements et les dérives n'étaient pas toujours, tant s'en faut, les meilleurs alliés de la santé publique. L'hygiène publique a réellement dû conquérir les arcanes du pouvoir, avec l'entrée de nombreux médecins à l'Assemblée pour être enfin l'objet de législations et conduire ainsi la société vers le monde d'aujourd'hui. Peu à peu, elle s'impose aussi aux citoyens lesquels vont tendanciellement modifier leurs comportements. Grâce à de nouveaux procédés de fabrication, le savon devient accessible au plus grand nombre et l'eau fait progressivement son retour dans la toilette individuelle, remplaçant enfin les fards, les poudres et autres pommades parfumées.

La science biomédicale a aussi sa part dans cette transformation de la condition humaine, le vaccin contre la variole, le premier de tous, et les nouvelles méthodes gynécologiques utilisées pour les accouchements y ont contribué largement. La progression de l'hygiène publique, les travaux de Pasteur et de ses collègues sur la pasteurisation du lait et autres règles d'asepsie puis, évidemment, la découverte des antibiotiques, feront encore augmenter l'espérance de vie à la naissance jusqu'à 64 ans pour les hommes et 69 ans pour les femmes au début du XXe siècle. Une progression phénoménale, plus qu'un doublement, en une centaine d'années seulement.

À la suite de cette phase sans pareil dans l'histoire scientifique, les gains d'espérance de vie se feront désormais chez les personnes de plus de 60 ans. Chez les plus jeunes, la mortalité a chuté grâce à cette révolution hygiéniste et au recul des maladies infectieuses et des grandes pandémies (choléra, variole ou peste) qui l'accompagne. Les progrès nutritionnels, l'amélioration de l'hygiène, les antibiotiques et la généralisation de la vaccination ont quasiment éradiqué les principales causes de mortalité chez les plus jeunes. À partir de 1938, les différents vaccins mis au point seront rendus obligatoires, sans que jamais cette protection imposée dès 18 mois ne provoque la moindre controverse. Bien au contraire ! Ainsi, en imposant dès 1950 le fameux BCG aux enfants admis en collectivité, les pouvoirs publics sont pratiquement parvenus à faire disparaître cette tuberculose autrement connue sous le nom de « peste blanche » qui fut, au XIXe siècle, favorisée par la pauvreté et la promiscuité existant dans les nouveaux centres urbains, et qui était à l'origine de près d'un tiers de tous les décès enregistrés en Europe. Entre 1900 et 1950, il se construit en France cinq sanatoriums chaque année pour tenter de venir en aide aux personnes, adultes et enfants, atteints de tuberculose. Avant que la prescription d'antibiotiques relayée par la vaccination permette de tourner cette triste page d'histoire de la santé publique.

La révolution de la médecine moderne qui se poursuit tout au long de la seconde moitié du XXe siècle ouvre une nouvelle ère et permet l'émergence du troisième âge puis du quatrième, catégories qui n'existaient quasiment pas avant 1950. L'hygiène publique, les vaccins et les antibiotiques avaient permis à l'espérance de vie à la naissance de nos concitoyens de passer de 25 à 60 ans ; la médecine moderne va la propulser au-delà des 80 ans. Tout cela en à peine plus de deux siècles.

Mais, en ce début des années 1950, les pathologies cardiovasculaires s'imposent comme la principale cause de décès des hommes comme des femmes, nettement devant les tumeurs. Et puisqu'aucun progrès notable n'interviendra dans la lutte contre ces « maladies du cœur » jusqu'au début des années 1970, la progression de l'espérance de vie va marquer le pas. On pense alors qu'elle ne dépassera jamais les 75 ans environ. Mais une fois de plus, la science va l'emporter. On assiste alors au développement parallèle des méthodes de dépistage et des traitements des maladies cardiovasculaires qui seront de plus en plus prescrits par le corps médical. À ces avancées s'ajoute la notable réduction du tabagisme, notamment chez les hommes : si en 1974 ils sont encore près de 60 % à fumer de façon occasionnelle ou régulière, ce chiffre va progressivement reculer pour passer sous la barre des 40 % en 1992. Seule défaite dans cette lutte qui n'a cessé depuis de se poursuivre, les femmes : elles étaient 28 % à fumer en 1974, et près de 29 % en 2018. À peine moins que leurs congénères masculins qui, à cette date, étaient encore un peu plus de 35 %. En 2020, 31,8 % des Français de 18 à 75 ans continuent de « tirer sur une clope » au moins de temps à autre.

Reste que ces progrès de la médecine et la prise de conscience au moins partielle des dangers du tabagisme – premier facteur de risque pour les maladies cardiovasculaires – seront les principaux moteurs d'une nouvelle progression de l'espérance de vie à la naissance. Ainsi, sur les 6,5 ans d'espérance de vie gagnés par les hommes entre 1968 et 1996 en France, 2,6 ans le sont grâce à la baisse déterminante de la mortalité cardiovasculaire. Cette contribution est tout aussi importante pour les femmes (3,1 ans sur les 6,9 ans d'espérance de vie gagnés). Au cours des vingt dernières années, la réduction de la mortalité cardiovasculaire reste le principal contributeur à l'augmentation de l'espérance de vie. Et la tendance se poursuit encore, même si logiquement elle semble moins spectaculaire : 1,8 des 5,4 années d'espérance de vie à la naissance gagnées depuis 2000 pour les hommes et même 2 années sur les 3,8 gagnées pour les femmes.

Mais alors, de quoi pourrait-on encore mourir si même le cœur est dompté par la médecine ? Du cancer, évidemment, principale cause de mortalité aujourd'hui. Et pourtant ! Comme nous allons le voir, il se pourrait bien que demain, après-demain peut-être, les victoires contre le cancer soient presque toujours beaucoup plus nombreuses que les défaites. Un pas décisif vers l'humanité sans maladies ? Malheureusement non ! Déjà, dans certains pays – dans plusieurs États Américains notamment – l'espérance de vie commence à stagner, voire parfois à reculer. Ainsi, pour l'ensemble des États-Unis, la population a perdu un an et demi de vie à venir sur la seule année 2020, passant de près de 79 ans à 77,4 ans. Évidemment le Covid est pour beaucoup dans ce recul inédit. Mais d'autres facteurs sont identifiés, notamment l'addiction aux opioïdes, ces puissants antidouleurs dont l'usage a été détourné par des millions d'Américains et qui, en quelques années, a provoqué plus de 500 000 overdoses fatales. Quid, par ailleurs, des conséquences de l'obésité qui touche près de 100 millions de citoyens américains ? Mais il faut, sur ce point comme sur quelques autres, ne pas se rassurer en se contentant de regarder de l'autre côté de l'Atlantique. La France a certes, pour l'obésité comme pour les fast-foods, les sodas (y compris ceux estampillés « light ») ou les jeans taille basse, un peu de retard sur les États-Unis, mais est d'ores et déjà en train de le combler, nous le verrons. Alors, entre les effets bénéfiques des progrès de la science et les ravages engendrés par ces fléaux que sont l'obésité, les maladies mentales, les addictions, sans oublier, personne ne peut l'ignorer, l'émergence d'autres « Covid » mais aussi toutes les maladies à venir, conséquences directes ou indirectes du réchauffement climatique, la question est posée : est-ce que nous devons nous résigner à une nouvelle ère, à un autre point d'équilibre, où l'espérance de vie se contenterait, au mieux, de stagner ? Et d'ailleurs, l'espérance de vie est-elle encore aujourd'hui le meilleur critère de santé publique ? Sa progression est-elle-même un objectif raisonnable pour les acteurs de notre santé ? Car, bien que les gens vivent de plus en plus longtemps, ils vivent presque tous avec au moins une maladie invalidante. Quelles sont les conséquences de cette situation, non plus sur la vie, puisque le recul de la mortalité est un acquis incontestable, mais sur la qualité de vie, pour que cette « vie en plus » soit une vie souhaitable, qui ne soit pas dégradée par une obésité morbide et invalidante, par une addiction qui fait de chaque jour un cauchemar, par une dépression récurrente, que l'on néglige trop souvent tant chez les jeunes que chez les séniors, ou par quelque virus inconnu aujourd'hui ou quelque condition extérieure qui interdise à certains de sortir de chez eux au risque de suffoquer ?

En d'autres termes, et si la mort n'était plus le problème principal ? C'est l'une des questions auxquelles nous allons tenter de répondre en explorant quelles nous semblent être, aujourd'hui, les plus grandes menaces pour la santé publique, en France comme ailleurs.

CANCERS

Demain comme l'hypertension ou le diabète ?

« Des suites d'une longue maladie… » Pendant des décennies, cette expression fut l'autre nom du cancer. Comme s'il y avait une peur irraisonnée à écrire ou même à prononcer le mot. Comme s'il existait une part de honte, une sorte de culpabilité sur celui qui, pourtant disparu, avait été frappé par la fatalité, sans espoir ou presque. Aujourd'hui encore, on préfère parfois le désigner par le crabe, signification en latin du mot cancer, choisit pour la première fois, quatre siècles avant Jésus-Christ, par Hippocrate lui-même, pour désigner ces tumeurs du sein qui lui semblaient avoir la forme de ce pauvre crustacée devenu depuis le symbole, bien malgré lui, de ce fléau du siècle. Ou plutôt de la fin du XXe siècle : car ce n'est qu'en 1988 pour les hommes et en 2002 pour les femmes que le cancer, en réalité les cancers, se sont imposés comme la première cause de décès devant les maladies cardiovasculaires. Mais voilà ! Dans l'esprit du plus grand nombre, « mourir du cœur » est une chose admise, une issue presque naturelle, quoiqu'on aimerait qu'elle fût repoussée, évitée. Le cœur s'arrête et puis voilà… Alors que le cancer…

Il est synonyme d'injustice, de malheur prolongé, il frappe aveuglément et se traduit par un parcours du combattant. Même si, en réalité, nombre de ces cancers ont des causes en partie identifiées. Ainsi, les deux cancers dont le taux d'incidence a le plus progressé au cours de la dernière décennie, le mélanome chez l'homme (+ 3,4 %), le cancer du poumon chez la femme (+ 5 %) ne sont pas tout à fait une fatalité. L'exposition non maîtrisée au soleil pour le premier, le tabagisme pour le second, en sont les premiers facteurs de risques. Le sentiment des femmes et des hommes est tout aussi tranché, pourtant contre la réalité, quant à l'issue supposée fatale, toujours ou presque, du cancer, notamment lorsque la maladie leur est annoncée. Or le taux de survie constaté à cinq ans pour les cancers du côlon et du rectum est proche de 65 %, de 88 % pour le cancer du sein, et de 93 % pour le cancer de la prostate. Difficile dans ces conditions pour les médecins de répondre à l'éternelle et inévitable question : « Il me reste combien de temps, Docteur ? » Une question de plus en plus fréquemment posée : dans le monde, pour l'année 2018, on évalue que plus de 18 millions de cas de cancers ont été diagnostiqués et que plus de 9,5 millions de personnes en sont décédées. On estime qu'un homme sur cinq et qu'une femme sur six développeront un cancer au cours de leur vie. Et qu'un homme sur huit, une femme sur onze, en décéderont. Mais alors, pourquoi peut-on, malgré cette hécatombe, se montrer optimistes ?

Avant tout parce que si l'on reste encore sans armes parfaitement efficaces face à chaque cancer recensé, on connaît désormais le processus qui a abouti à la formation de ces cellules cancéreuses. Un processus génétique qui se traduit par l'altération du matériel ADN d'une cellule qui va donner naissance à deux autres cellules, puis quatre... Cette détérioration peut survenir spontanément ou bien être le fait d'agents extérieurs dits « mutagènes », tels que les rayons ultraviolets, le tabac, l'alcool, certains virus ou produits toxiques.

Ces cancers provoqués par des facteurs extérieurs – et donc sur lesquels, par nature, on peut agir – représentaient, en 2015, un peu plus de 40 % des cancers diagnostiqués. Soit environ 142 000 cas, 84 000 chez les hommes et 58 000 chez les femmes, dans notre pays. Plus personne, à moins d'avoir vécu les trente dernières années dans une grotte isolée du monde extérieur, n'ignore « l'identité » des deux facteurs les plus actifs : le tabagisme, à l'origine d'un cancer sur cinq, et la consommation excessive d'alcool (8 % des cancers diagnostiqués). L'alimentation chez les hommes et le surpoids pour les femmes sont les troisièmes causes constatées.

Mais la raison principale de l'augmentation de l'occurrence de cette maladie, c'est un phénomène contre lequel on ne peut rien et heureusement d'ailleurs : le vieillissement. En effet, le cancer est désormais l'une des maladies du vieillissement les plus emblématiques dans les pays développés et puisque l'espérance de vie a considérablement augmenté au cours du siècle dernier, le nombre de cancers a logiquement progressé. Ainsi, l'âge médian lors du diagnostic d'un cancer est aujourd'hui de 67 ans.

Qu'ils soient provoqués par un de ces agents mutagènes, par le vieillissement ou par l'injustice de la nature, les cancers présentent tous un point commun : plus ils sont détectés tôt, plus les chances de guérison sont importantes. Les effets de cette cellule qui échappe aux contrôles et finit par se diviser de façon anarchique aux dépens du reste de l'organisme peuvent être d'autant plus maîtrisés que cette division est identifiée rapidement. Des progrès très importants ont été réalisés sur les outils de ce diagnostic, outils toujours plus précis et accessibles et qui sont donc capables de détecter le cancer de plus en plus tôt, avant même parfois que le patient en ressente les premiers effets. En dehors de la question des traitements et de leur évolution, ce seul aspect devrait potentiellement permettre une prise en charge plus rapide et donc de meilleurs taux de survie. À condition, cependant, que la population ait conscience de cette nécessité. Or, un nombre non négligeable de personnes, face au risque de cancer, appartiennent à cette population parfaitement identifiée dans certains pays anglo-saxons mais qui n'a jamais fait l'objet de véritables études dans notre pays, celle que l'on décrit, outre-Manche notamment, comme les « *preferring not to know* ». La peur de savoir est un des principaux freins dans le dépistage, notamment des cancers du sein chez la femme. Pourtant, sur ce cancer précisément, les chances de guérison sont souvent maximales dans les cas de dépistages particulièrement précoces. Chacun a donc sa carte à jouer dans cette partie vitale, en surveillant quelques signes souvent évocateurs, tels que la présence de sang dans les selles, dans les urines ou une anomalie lors d'une autopalpation. Enfin, chacun doit prendre conscience que plus le cancer sera identifié tôt, moins les traitements, quels qu'ils soient, seront lourds et difficiles à supporter. Or, même si beaucoup de progrès ont été faits, on sait que cet aspect de la prise en charge compte parmi les éléments les plus souvent évoqués par les patients pour expliquer leur retard à agir.

Sur ce point, reconnaissons que les pouvoirs publics ont agi en mettant en place des systèmes de dépistage organisés en partenariat avec les organismes de Sécurité sociale notamment. Ainsi, il existe de tels dispositifs pour les cancers colorectaux (détection de sang dans les selles), du sein ou du col de l'utérus (frottis et dépistage HPV). Et pour d'autres tumeurs comme le cancer de la prostate (PSA), le mélanome (par examen de la peau) et le cancer du poumon (par scanner thoracique), les médecins prennent, pour la plupart, leurs responsabilités et proposent presque systématiquement de tels examens à partir d'un certain âge ou chez des patients présentant un risque particulier.

Si l'effort doit donc porter sur la mobilisation des médecins et du public pour un dépistage plus large et pourquoi pas systématique pour certains cancers à partir d'un certain âge, la recherche permet, elle aussi, sur ce point précis, d'espérer d'importants progrès à moyen terme. Lors d'un tout récent congrès européen qui s'est tenu l'an dernier à Paris, les résultats d'une étude menée sur près de 7 000 personnes ont permis d'envisager une petite révolution pour un dépistage plus large et plus efficace. En effet, près d'une cinquantaine de cancers ont un point commun : très rapidement après leur apparition, ils laissent traîner d'infimes brins d'ADN tumoral dans le sang de leurs « victimes ». Des ADN différents, évidemment, d'un cancer à l'autre. Ainsi a-t-on pu, avec une simple prise de sang, identifier de façon très précoce certaines tumeurs. 30 % des cancers peuvent ainsi être détectés par des tests sanguins. Certes, il reste encore beaucoup de travail à faire, notamment parce que le taux de faux positifs s'est révélé important, et qu'il faut mettre dans la balance les cas que l'on accepte de « rater » et les examens que l'on peut faire par excès chez les faux positifs. Une nouvelle étude, conduite en Grande-Bretagne, est d'ores et déjà lancée, cette fois sur plus de 140 000 patients ne présentant aucun symptôme. On cherchera notamment à évaluer les conséquences d'un tel dépistage sur le taux de survie des personnes chez qui la présence d'un cancer aura été confirmée.

Notons d'ailleurs que sur ce point précis du dépistage, la crise du Covid-19 a eu des effets dramatiques. Selon les chiffres de la Ligue contre le cancer, ce sont en effet 93 000 cancers qui n'ont pas été diagnostiqués en France sur la seule année 2020. Aux États-Unis, où la réponse à la crise fut comparable à celle de la France en matière de confinement, on sait que pour le seul cancer de la prostate, on note une baisse de 29 % des dépistages et de 23 % des diagnostics par rapport à la période précédant la pandémie. Or, dans la plupart des pays concernés, aucune mesure de « rattrapage » n'a pour l'instant été mise en place.

C'est donc autant de cancers pris en charge trop tard avec une réelle perte de chances.

Il est pourtant d'autres leçons plus optimistes à tirer de cette crise sanitaire aux proportions jamais vues depuis un siècle. Et c'est ce que viennent de faire Joe Biden et son équipe de conseillers scientifiques. Petit *flash-back* : lorsqu'au début de l'année 2020 il apparaît que ce Covid n'est pas la « grippette » que certains s'étaient empressés de décrire, les pouvoirs publics américains décident de mettre en place un méga plan d'urgence, au budget quasi illimité (même si 10 milliards de dollars sont dans un premier temps annoncés), et qui sera baptisé « Opération Warp Speed » : « Une entreprise scientifique, industrielle et logistique massive, jamais vue dans notre pays depuis le Manhattan Project », précise alors le locataire de la Maison Blanche, faisant ici référence au projet mis en place au cours de la Seconde Guerre mondiale afin de maîtriser l'atome et de produire l'arme nucléaire. Le Président américain réunit alors un bataillon de patrons de laboratoires pharmaceutiques en leur demandant s'ils sont capables de relever le défi et de produire un vaccin dans les plus brefs délais, douze à dix-huit mois. On se souviendra d'ailleurs que, ce jour-là, dans le salon Roosevelt, le premier à dire « Yes » fut un français, Stéphane Bancel, le directeur de

Moderna que notre système hexagonal en matière de recherche et de collaboration entre le public et le privé, généralement détesté, avait poussé à s'expatrier outre-Atlantique. Alors qu'aucun observateur sensé n'osait espérer la mise en point d'un vaccin avant 8 à 10 ans, la mobilisation générale décrétée par le « Warp Speed » a abouti à la production de plusieurs sérums qui ont permis de vider pour l'essentiel les salles de réanimation de tous les hôpitaux de la planète. C'est sur ce modèle que Joe Biden a, l'an passé, décidé de lancer l'opération « Cancer Moonshot » dont la référence, plus pacifique que celle de Donald Trump, évoque le plan lancé par John Kennedy pour faire un premier pas sur la Lune. L'objectif fixé par le Président Américain est triple : « Réduire le taux de mortalité par cancer d'au moins 50 % au cours des 25 prochaines années, améliorer l'existence des personnes et de leurs familles qui vivent avec le cancer et y survivent et, en faisant cela et plus encore, mettre fin au cancer tel que nous le connaissons aujourd'hui. » Les mots les plus importants sont probablement les derniers : faire du cancer une maladie presque comme les autres, dans certains cas une pathologie chronique prise en charge au mieux, sinon, une pathologie aiguë mais qui n'amène plus avec elle autant d'angoisse et de drames parce que les outils thérapeutiques permettront des traitements beaucoup plus efficaces. Et le texte officiel de cette initiative de souligner que Joe Biden « a mis au défi les secteurs public et privé de s'unir pour progresser ». Si Joe Biden croit ce pari gagnable c'est aussi, sinon même surtout, parce que les traitements disponibles (ou supposés l'être) ont fait plus de progrès au cours des quinze dernières années qu'en un siècle auparavant. L'immunothérapie a révolutionné la stratégie thérapeutique face aux cancers en stimulant les défenses immunitaires des patients afin qu'ils puissent s'attaquer aux tumeurs. Les logiques mêmes qui ont abouti à la mise au point de ces médicaments ont changé, ciblant désormais les mutations génétiques qui aboutissent à la formation des cellules cancéreuses, alors qu'hier on cherchait d'abord à détruire ces amas de cellules sans véritablement s'attaquer à leur processus de reproduction. On avance chaque jour un peu plus vers des traitements quasi personnalisés dont les CAR-T sont l'exemple le plus marquant : on prélève sur chaque patient des cellules immunitaires, appelées lymphocytes T, une catégorie de globules blancs, que l'on modifie génétiquement pour les programmer à s'attaquer aux cellules cancéreuses avant les réinjecter au malade. Un peu comme ce proverbe selon lequel il est bien de donner du poisson à un homme qui a faim mais qu'il est encore préférable de lui apprendre à pêcher... En l'occurrence, à se défendre lui-même contre son cancer. Les résultats observés avec cette dernière option sont souvent impressionnants : sur un cancer aussi agressif que le lymphome, un cancer grave du sang, 50 % des patients se révèlent réceptifs à cette méthode. Sur 80 % d'entre eux, deux ans près le traitement, on ne constate aucun signe de progression de la maladie. Mais ces traitements parmi les plus innovants sont complexes à produire car les centres qui permettent de « doper » les lymphocytes des patients sont très peu nombreux. L'opération nécessite souvent trois à quatre semaines et le cycle de prise en charge s'affiche alors à plusieurs centaines de milliers d'euros par patient. Si la note est pour le moins salée, il convient aussi de la rapprocher d'un autre chiffre, à savoir le prix d'une journée d'hospitalisation en cancérologie à l'hôpital public. Un prix qui dépasse souvent les 2 000 euros ! L'argent ! Voilà le problème, selon les associations de patients notamment. Mais il est aussi une partie de la solution, aussi injuste que cela puisse paraître. L'industrie pharmaceutique, si elle n'est pas un secteur économique comme les autres, puisque touchant à la santé et à la vie, est cependant un acteur qui répond aux mêmes critères que toutes les autres parties prenantes d'une économie capitaliste : le besoin d'actionnaires prêts à investir et la nécessité d'une rentabilité sans laquelle les premiers cités iraient chercher ailleurs les dividendes qu'ils espèrent. C'est justement l'opportunité qu'offrent les millions de cancers dépistés chaque année dans le monde : un marché mondial de près de 140 milliards d'euros pour la seule année 2020 ! Qu'on le regrette ou qu'on s'en satisfasse, c'est grâce à ce chiffre d'affaires mondial que les laboratoires engagent les scientifiques les plus talentueux, rachètent les entreprises les plus prometteuses et investissent autant dans le développement des potentiels traitements. Et même si le taux de chute, c'est-à-dire le pourcentage de molécules initialement identifiées comme prometteuses et qui seront finalement abandonnées en cours de route, souvent après que plusieurs dizaines ou même centaines de millions de dollars y eurent été investis, est proche des 99 %, on parvient quand même à améliorer chaque année l'arsenal thérapeutique à la disposition des médecins. Ainsi, selon les données existantes, il y aurait actuellement dans le monde près de 10 000 essais cliniques en cours portant sur des médicaments contre le cancer. Des initiatives telles que celles de Joe Biden et de son administration vont immanquablement faciliter l'avancée de ces essais, comme l'Opération Warp Speed a permis la mise au point en un temps record d'un vaccin contre le Covid. Elles pourraient permettre, demain, si des progrès comparables sont faits dans le domaine de la prévention et du dépistage, de ne plus être dans certaines situations d'impasse face aux cancers. Le cancer serait alors une pathologie presque comme les autres. Et ne se poserait plus qu'une seule question mais non des moindres : celle des moyens que la puissance publique est prête à mobiliser pour la santé.

MALADIES NEURODÉGÉNÉRATIVES

En attendant la science

« Et papa, il viendra me voir quand papa ? J'ai besoin de le voir, il faut que je lui parle de mon mari… Tu le connais toi mon mari ? » Ces mots-là, c'est un de mes amis qui les a entendus, prononcés par sa grand-mère de 87 ans. Qui n'a plus, évidemment, ni papa ni mari depuis longtemps. C'est peut-être ce qu'il y a de plus terrible dans la maladie d'Alzheimer. Son poids émotionnel, pour les personnes qui en sont atteintes mais aussi, presque plus encore, pour ceux qui tentent de les accompagner. La grand-mère de cet ami souffre-t-elle ? Probablement pas, parce qu'elle a la chance de se trouver dans un établissement dédié, entourée, prise en charge, et encore visitée par quelques proches, ceux qui ont résisté à la douleur psychologique que représente une heure passée ainsi à faire semblant, à écouter, à caresser la main de celle qui, à un moment, la retirera brutalement, ne sachant plus qui est ce jeune homme à côté d'elle. Mon ami me l'a avoué : il ne s'est jamais fait à ces heures de visites même s'il s'acharne à venir deux fois par mois. Pour tenir, il attend d'être dehors, entre dans sa voiture, sort du parking de l'établissement, se gare dès que possible, et pleure. Comme pour expulser la violence de ces instants. Parfois, il crie. Comme pour signifier à ceux qui ne l'entendent pas, l'injustice de cette maladie. Une de ces maladies que l'on appelle « neurodégénératives » et qui se caractérisent par la destruction progressive de certains neurones. Au-delà de la science, les chiffres devraient à eux seuls convaincre qu'il faut agir : selon Santé publique France, ce sont aujourd'hui 1,2 million de personnes qui sont touchées par les différents stades de la maladie d'Alzheimer dans notre pays. Elles seront, à moins d'une découverte scientifique tant espérée, 2,2 millions en 2050. Toutes les 2 minutes et demie, une personne est diagnostiquée Alzheimer. Et quatre de nos aînés de plus de 90 ans sur dix sont touchés. Une proportion qui est déjà de 16 % chez les 80 ans et plus. Et puisque, grâce à la science, le nombre de personnes de plus de 80 ans ne cesse de progresser, la maladie progresse elle aussi. En 2015, dans le monde, ce sont près de 10 millions de personnes chez qui l'une de ces maladies neurodégénératives a été diagnostiquée. Car si l'Alzheimer est la plus fréquente, la destruction progressive des neurones prend d'autres formes et d'autres noms. Ainsi, la maladie de Parkinson, qui touche 160 000 personnes dans notre pays. Chaque année on détecte par ailleurs 2 300 cas de maladie du motoneurone, qui affecte les cellules nerveuses dédiées à la commande des mouvements. Généralement, il s'agit dans ce cas de la sclérose latérale amyotrophique ou maladie de Charcot, dont l'issue est fatale, dans les 3 à 5 ans qui suivent le diagnostic.

Faut-il se sentir coupable d'évoquer cyniquement le coût économique pour la communauté de ces pathologies qui frappent nos aînés ? Non, car cette dimension souligne elle aussi l'urgence de la situation. Les maladies neurodégénératives génèrent en effet des dépenses considérables : plus de 1 % du Produit intérieur brut mondial. 1 % pour cette seule catégorie de pathologies. Et encore convient-il de souligner que dans de nombreux pays, en France aussi d'ailleurs, il serait nécessaire d'investir plus lourdement pour répondre à cet incroyable enjeu de santé publique qui s'impose à nos sociétés vieillissantes. D'autant que selon les données disponibles et pour la maladie d'Alzheimer, un cas sur trois ne serait pas diagnostiqué. L'impact économique de cette maladie ne peut pas être occulté. Une évaluation des dépenses globales liées à la pathologie a fait l'objet d'une récente étude de la part des équipes du Gérontopôle de Toulouse. Il apparaît que le coût annuel d'un malade souffrant d'une forme débutante d'Alzheimer s'élève à 16 080 euros, si la maladie est modérée, ce chiffre passe à 22 858 euros et si la maladie est sévère il augmente jusqu'à 29 447 euros par an. Ainsi, chaque année, en France, 13 milliards d'euros sont consacrés à la prise en charge des malades atteints d'Alzheimer ou de maladies apparentées. Un chiffre d'autant plus imposant que les coûts liés à la prise en charge des personnes atteintes sont pour moitié assurés par les familles des malades. Mais pour combien de temps encore ? Dans les pays où les systèmes publics de couverture des dépenses santé sont défaillants, le diagnostic de la maladie d'Alzheimer est aussi synonyme de situation financière dramatique pour les proches, ou d'abandon presque total pour les malades. Et on découvre parfois le retour d'un système qu'on croyait disparu, celui des hospices, des lieux où la fin de vie est souvent inhumaine.

Parce qu'elles touchent les populations les plus âgées, ces maladies neurodégénératives sont souvent considérées comme les pathologies des pays les plus développés. Ainsi, Japon, Italie et Allemagne affichent les plus forts taux de prévalence en matière de démence. Certes, les symptômes de la maladie d'Alzheimer et des démences connexes sont parfois constatés chez des personnes de moins de 50 ans. On parle alors d'Alzheimer précoce.

Mais cette forme reste particulièrement rare. En revanche, après cet âge, la prévalence de ces pathologies double tous les cinq ans.

Si les mécanismes physiopathologiques intimes de la maladie d'Alzheimer sont de mieux en mieux cernés, aucun traitement curatif n'existe à ce jour. Pourtant, de nombreuses équipes de chercheurs à travers le monde ont, surtout depuis une vingtaine d'années, exploré les différentes pistes pouvant aboutir à la mise au point d'un véritable traitement. On estimait sur la seule année 2020 que 132 « candidats traitements » contre la maladie d'Alzheimer étaient testés au cours de 670 essais cliniques à travers le monde. Mais aucun des projets, même les plus prometteurs, n'a abouti à ce jour, à l'exception d'un seul récemment. Faut-il pour autant baisser les bras ? Non, puisque les outils à la disposition de ces chercheurs progressent eux aussi, et que l'histoire nous apprend que bien peu de maladies résistent à la science. Mais il convient pour autant de ne pas oublier les soins d'accompagnement, ceux qui, sans guérir, permettent malgré tout d'améliorer la situation du malade, sa vie quotidienne, et, osons le dire, sa fin de vie, en permettant notamment de ralentir la progression de la maladie. En 2018, plusieurs médicaments utilisés sur les malades furent déremboursés. Les pouvoirs publics se sont pourtant engagés à doper les fonds disponibles pour le développement de ces soins d'accompagnement : « Notamment des séances d'orthophonie, un programme de stimulation cognitive qui pourrait améliorer la cognition, mais également une prise en charge de la stimulation sensorielle, de l'activité motrice, grâce à la psychomotricité ou encore l'ergothérapie. » Mais toutes les familles qui vivent le drame de la maladie d'Alzheimer savent à quel point il est difficile de bénéficier de telles interventions, tant le nombre de personnes formées pour les pratiquer n'est pas à la hauteur des besoins. Embarrassée, la ministre Agnès Buzyn affirmait alors que les économies générées par ces déremboursements, environ 90 millions d'euros, seraient intégralement consacrées au renforcement des soins d'accompagnement. Ce que les professionnels concernés attendent toujours, le Covid ayant probablement rebattu les cartes… Mais pas pour les personnes malades ni leurs familles !

Faute de traitement curatif et de moyens à la hauteur des enjeux, les neuroleptiques sont souvent prescrits afin de réduire les symptômes comportementaux et psychologiques dont souffrent de nombreuses personnes atteintes de démence. Mais depuis plusieurs années, on sait que les effets secondaires importants de ces produits ne sont pas sans conséquences sur la vie des malades et qu'il conviendrait, normalement, de n'administrer ces neuroleptiques qu'en tout dernier ressort. Ce qui est loin d'être le cas aujourd'hui. Certains spécialistes avancent même que ces traitements sont surtout bénéfiques aux équipes soignantes par l'effet de camisole chimique qu'ils ont sur les patients les plus agités… Or, contrairement à ce que pense parfois le grand public, de nombreuses personnes atteintes de la maladie d'Alzheimer présentent des moments d'agitation lors desquels elles sont difficilement contrôlables et refusent parfois violemment les interventions extérieures. L'utilisation des neuroleptiques, même en dehors de leur indication, est trop souvent un substitut au manque de temps et de moyens humains. C'est parfois, même dans les familles, la seule façon de souffler un peu, tant la prise en charge à la maison par les proches est éprouvante. Le véritable drame de ces maladies est probablement là. En effet, l'essentiel de la responsabilité des soins repose sur l'entourage, époux, enfants, petits-enfants, professionnels et membres actifs de la communauté. Prendre soin d'un malade souffrant d'Alzheimer nécessite de réaliser de multiples tâches, réparties tout au long des jours et des nuits, dont la lourde charge physique s'associe à une extrême tension nerveuse voire à une évidente détresse émotionnelle. Les aidants, essentiellement des femmes (épouses, filles ou apparentées), expriment souvent un immense chagrin en constatant les pertes cognitives et fonctionnelles progressives du malade qui se traduisent par une diminution des liens sociaux, pour le malade comme pour ses proches.

L'impact de la maladie sur les soignants familiaux aboutit à de la colère, de l'anxiété et mène quelquefois à la dépression. Certes, tous les aidants ne sont pas dans des situations aussi dramatiques et complexes. Mais la variable est ici celle des moyens mobilisés. La possibilité de faire appel à du personnel d'aide à domicile est par exemple essentielle. Or, tant que la science n'a pas trouvé la voie de la guérison, le nombre de malades continuera de progresser et les besoins suscités par cette pathologie ne vont cesser de croître. Aujourd'hui, la réponse est politique. Reste à savoir si le politique sera à la hauteur.

LES ADDICTIONS

Quand la société confond le délit et la maladie

Depuis des mois, sinon des années, les chaînes d'information en continu en font leur miel, leurs sujets d'ouverture, la question qui anime leurs plateaux autour desquels quelques invités qui dénoncent les regroupements de ces « loques humaines », ces hommes et ces femmes qui se traînent dans les rues à la recherche de leurs doses quotidiennes et pour qui rien d'autre, vraiment rien d'autre, ne compte, que de trouver les quelques euros qui leur permettront de tenir jusqu'au lendemain. Quitte à devoir, pour y parvenir, braquer un passant, tirer sur le sac à main d'une vieille dame ou se prostituer quand c'est encore possible. Ainsi, le drogué est-il désormais symbolisé par ces marginaux violents, prêts à tout pour un shoot ou un snif, ne considérant plus leur existence que comme une permanente recherche de la dose, vivant dans des sortes de décharges de l'humanité, à quelques dizaines de mètres de chez nous. Comme si l'addiction, sous sa forme la plus extrême, était née avec la fameuse « colline du crack » du 18e arrondissement de Paris. Comme si on ne pouvait être accro qu'à quelques poudres illégales, qu'à quelques substances mystérieuses et chimiques, et que l'addiction dans ses formes les plus sévères allait de pair avec la délinquance. Et pourtant : les deux « drogues » qui tuent le plus et de très loin, dans notre pays, sont aussi les deux seules drogues aujourd'hui légales : le tabac à l'origine directe de 75 000 décès par an, soit 13 % du total des décès enregistrés chaque année dans notre pays, et l'alcool, responsable de 11 % des décès chez l'homme et de 4 % chez la femme. Soit, chaque année, un peu plus de 40 000 morts parmi nos concitoyens.

Ces deux produits illustrent d'ailleurs parfaitement ce qu'est une addiction : le résultat d'une consommation de substances capables de nous procurer une forme de récompense psychique immédiate. Un phénomène presque naturel, une sensation que l'on souhaite renouveler, un moment de bien-être qu'il serait fou de ne pas vouloir ressentir de nouveau. Nous sommes tous accros à l'amour de l'autre, au bonheur d'un moment entre amis, à cette musique qui nous émeut ou nous dynamise, à une bonne nuit de sommeil, aux moments de bonheur, petits ou grands. Mais c'est la perte de contrôle qui signe l'entrée dans l'addiction. Or, la consommation seule n'est pas dangereuse en soi ! C'est la nature de ce qui la fera naître, ce produit à l'origine d'une véritable obsession et qui risque dans certains cas, de détruire des vies. Et il n'est nul besoin d'être malheureux, perdu ou même faible pour en être victime.

L'histoire de l'addiction se confond d'ailleurs avec celle de l'humanité. Et ses premières manifestations remontent aux sociétés ancestrales, avec des pratiques qui furent importées après les grandes découvertes des explorateurs de notre monde. Un peu d'histoire nous démontre d'ailleurs que c'est bien l'Occident qui est à l'origine de ce que l'on peut considérer comme la première vraie drogue mondialisée de l'ère moderne, l'opium. Alors substance presque exclusivement produite en Inde, colonie Britannique, cet extrait de la fleur de pavot est d'un très faible « encombrement » pour une valeur maximale. À compter du début du XIXe siècle, les Anglais – rapidement soutenus par la France – vont se servir de l'opium comme « tête de gondole » de leur volonté de commercer avec la Chine, jusqu'alors particulièrement protectionniste. Plus ou moins légalement, les marchands britanniques installés dans le port de Canton, vont inonder le pays de cette substance que l'empereur de Chine dénoncera auprès de la Reine Victoria, dans un courrier transmis en 1839, comme une « marchandise empoisonnée manufacturée par certaines diaboliques personnes dans des endroits soumis à votre loi ». Il est vrai que chaque année les marchands de Canton écoulent alors 1 800 tonnes d'opium vers les consommateurs chinois. Et c'est la destruction par la police de l'empereur d'un stock de 1 200 tonnes en 1839 qui sera à l'origine de la première « guerre de l'opium ». À Buckingham, on dénonce la destruction illégale d'un bien appartenant à des sujets de la Couronne et l'on envoie la marine royale britannique qui parvient aisément à écraser ses rivaux. Mais vingt ans plus tard, le conflit éclate de nouveau et les armées de Napoléon III viennent cette fois en soutien de l'allié britannique. Le traité qui sera signé à Pékin en 1860 permettra entre autres de légaliser l'opium. Et l'on sait les dégâts que cette substance provoquera jusqu'en France et en Europe durant des décennies. Il faut parfois se garder de faire peser sur l'autre, sur l'étranger, ce que l'on a soi-même fait naître. C'est aussi ce qu'illustre le périple d'un Français né à Angoulême, André Thevet. Ce prêtre franciscain, protégé de François Ier, effectue, en 1556, un voyage de près de deux ans au Brésil et en rapporte de l'herbe pétun, désormais plus connue sous le nom de tabac. Quelques années plus tôt, les conquistadors espagnols offrent aux Européens la découverte de la feuille de coca. Quant à l'alcool, il est un produit « bien de chez nous » et de longue date. Dès 1861, on étudie la « maladie alcoolique », sujet qui fait l'objet de plus de soixante thèses de psychiatrie en moins de cinquante ans, et ce alors qu'à cette même époque, les cigarettes au cannabis sont en vente libre. Et pour cause : la « cigarette indienne » du docteur Grimaud facilite la digestion, est bonne pour tout, même à soigner le fléau du XIXe siècle, la phtisie pulmonaire ! Peu à peu pourtant, un peu à l'image de la montée en puissance du courant hygiéniste, la consommation de ces substances, auxquelles se sont ajoutées morphine et cocaïne, tend à être dénoncée et parfois même prohibée. Ainsi, la France décide un an après le déclenchement de la Grande Guerre, en 1915, d'interdire l'absinthe, apéritif qui titre jusqu'à 72° d'alcool. Avant, l'année suivante, d'interdire les substances narcotiques, héroïne, morphine, et cocaïne en tête…

Deux produits résisteront, on le sait, à cet élan protecteur de l'État : le tabac et l'alcool. Faut-il voir un lien de cause à effet entre cette libéralité et le fait que ces deux substances, dès le début du XXe siècle, sont lourdement taxées ? Reste qu'en 2020, chaque fumeur français a « rapporté » en moyenne 1 300 euros aux finances publiques de notre pays. Mais pour être tout à fait exact, encore faudrait-il soustraire de cette somme le coût des soins, parfois, sinon même souvent, lourds et prolongés, que nombre de ces fumeurs recevront de la part de notre système de santé.

Évidemment, depuis les années 1830 et l'arrivée massive de l'opium en Europe, la consommation de drogue et les drogues elles-mêmes n'ont cessé d'évoluer et, malheureusement, de se démocratiser. La MDMA, les cathinones, le fentanyl sont les nouvelles drogues de synthèse. Mais les problématiques restent les mêmes et sont intimement liées à nos modes de vie et à l'état psychique de la population.

Clairement, et les nouvelles technologies – neurobiologie et imagerie, notamment – ont permis de le démontrer, le « cerveau addict » ne fonctionne pas selon la norme. Ont été identifiées d'incontestables altérations des mécanismes cérébraux, altérations qui expliquent la difficulté que les personnes victimes d'addiction ont à contrôler leurs comportements de consommation. Certains mécanismes de notre cerveau, notamment ceux qui commandent la gestion du plaisir ou des émotions, mais aussi la gestion de la souffrance, sont, chez ces patients, organisés différemment. Par ailleurs, l'activité des neurotransmetteurs impliqués dans notre fonctionnement social et notre comportement varie d'un individu à l'autre et conduit, chez certains, à une plus grande vulnérabilité face à ces substances qui peuvent être à l'origine de ces addictions. En effet, on constate souvent chez ces addicts des perturbations dans ce qu'il convient d'appeler le « circuit de la récompense » et, logiquement, dans la gestion de l'humeur. Les travaux menés sur la génétique ont permis d'identifier la présence d'une variante du gène du récepteur à la dopamine (DRD2), qui constituerait donc un véritable facteur de risque d'addiction. Cette variante, l'allèle A1, expliquerait la volonté chez les personnes concernées de « recherches d'expériences » et l'existence de comportements impulsifs ou compulsifs. Ainsi, l'addiction a les mêmes caractéristiques qu'une pathologie chronique, d'installation progressive, avec une évolution émaillée de rechutes, et dont la survenue est déterminée par des facteurs de vulnérabilité.

On identifie trois phases dans l'installation d'une addiction. La première réside dans l'activation du circuit cérébral par la découverte de cette substance ou de ce comportement à l'origine de la récompense. Sous l'impulsion de la dopamine, libérée par le « plaisir » ressenti, le sujet se trouve pris progressivement dans une sorte de cercle vicieux chimique interne, qui, peu à peu, conditionne la sensation de plaisir ou de soulagement à la consommation de cette seule substance ou au seul exercice de ce comportement. On constate alors une augmentation de la tolérance à la substance recherchée et à l'apparition d'une sensation de manque dès l'arrêt de sa consommation.

Un cercle vicieux qui influe également sur la quantité nécessaire afin d'obtenir le niveau de plaisir recherché. C'est immédiatement compréhensible pour des substances telles que le tabac, l'alcool ou bien sûr les drogues, mais c'est également le cas de la bigorexie, cette addiction comportementale à l'effort physique qui contraint ses « victimes » à augmenter de façon compulsive le nombre d'heures passées dans les salles de sport ou sur les pistes de jogging au point, parfois, de courir un risque extrême, même pour ceux qui se croient en « pleine forme ». La notion de tolérance s'efface peu à peu et il n'existe plus alors de « barrière de sécurité ». On est loin, ici, du junkie à l'état physique délabré, marginal et dangereux. Ainsi débute la deuxième phase qui se traduit par l'augmentation de la consommation. Le taux de dopamine qui est libéré à chaque acte de consommation diminue en effet progressivement. Le circuit de la récompense devient alors beaucoup moins sensible à toutes les molécules ou pratiques qui l'ont jusqu'alors stimulé. Un processus qui agit également sur le niveau de stress du consommateur, à la recherche de son « moment de plaisir », consommateur qui commence alors à faire preuve d'émotions plus négatives, parfois d'agressivité. La consommation appelle la consommation car la « tolérance » à la substance au centre de l'addiction augmente progressivement. C'est dès cette première phase qu'apparaît le phénomène de manque. La seconde phase est alors inévitable : le taux de dopamine libérée à chaque acte de consommation, c'est-à-dire la sensation de plaisir, diminue progressivement. L'addict ressent toujours plus de stress et d'agressivité que seule une consommation plus importante peut éventuellement apaiser. En d'autres termes, la consommation ou la pratique excessive ne vise plus qu'à sortir d'un état émotionnel négatif, et non plus à prendre du plaisir. C'est à ce stade que certains, moins naturellement vulnérables à la dépendance, parviennent à décrocher au moins partiellement soit parce que leur environnement a évolué à la suite, par exemple, du début d'une vie de couple, d'une activité professionnelle ou à la faveur un âge plus avancé, soit parce qu'ils entreprennent, par eux-mêmes ou contraints, une démarche de soins. À l'inverse, les autres, plus sensibles à la dépendance, et qui ne bénéficient pas d'un contexte social et personnel qui pourrait les aider, ceux-là, donc, ne parviennent pas à inverser le processus et la consommation excessive n'est qu'une étape vers une dépendance totale.

Pour eux la troisième phase est généralement et malheureusement inéluctable : elle se traduit par l'altération des circuits de la récompense et des émotions. Le sujet perd progressivement toute capacité à s'autoréguler et la moindre prise de décision ne résiste plus au besoin de consommer. Ce qui explique alors que même lorsque le désir de décrocher est sincère, les rechutes se répètent comme une fatalité.

Reste à savoir si nous pouvons au moins en partie définir les populations les plus à risques face à ces addictions. Les hommes semblent plus exposés surtout s'ils sont initiés de façon précoce. Concernant l'alcool notamment, ce fut longtemps un biais quasi culturel dans notre pays. Or, une consommation même occasionnelle au début de l'adolescence – en comparaison de ceux qui ne découvrent l'alcool qu'après l'âge de 20 ans – multiplie par dix le risque de devenir alcoolodépendant à l'âge adulte. De surcroît, une exposition élevée comme c'est le cas en France où l'alcool est socialement très présent, est un facteur de risque important de ce qu'il convient d'appeler l'alcoolisme d'entraînement qui frappe alors même ceux qui ne présentent pas nécessairement un fort niveau de vulnérabilité. On retrouve ce même phénomène pour le tabac et le cannabis. Pour le premier, la dépendance est plus souvent constatée chez ceux qui sont issus d'une famille de fumeurs, où l'accès au tabac n'est en rien un tabou ou un interdit. Dans le cas du cannabis, le rôle joué par l'entourage amical au moment de l'adolescence a été identifié depuis longtemps. Par ailleurs, le risque de dépendance, cette fois au-delà de l'alcool seul, est nettement plus important chez les personnes anxieuses, au caractère introverti ou pour celles chez qui une tendance dépressive est identifiée, mais également, à l'inverse serait-on tenté d'écrire, chez ceux qui, souvent très extravertis, sont particulièrement avides de sensations fortes. Ainsi, et selon une récente étude qui a porté sur les adolescents consommateurs abusifs d'alcool ou de drogues, 40 % d'entre eux avancent le souhait de diminuer une inquiétude ou une tension psychique comme la motivation principale de leurs comportements.

Quelle réponse les pouvoirs publics doivent-ils apporter face à ces addictions multiples ? C'est une question aussi politique que scientifique, un choix qui, d'un côté ou de l'autre, pour les partisans d'une prohibition comme pour ceux favorables à une régulation contrôlée, ne doit jamais pour autant permettre d'oublier cette vérité première : l'addict, quel qu'il soit, est avant tout une personne malade. On présente souvent la France comme un des pays les plus répressifs vis-à-vis des drogues dites douces et des substances plus « lourdes » telles que l'héroïne, la cocaïne et les nouvelles substances chimiques, et ce principalement parce que l'usager est sanctionnable au même titre que le vendeur. Mais on oublie généralement d'ajouter qu'à l'inverse notre pays est l'un des plus permissifs face à l'alcool et, dans une moindre mesure depuis quelques années, au tabac. On remarquera notamment que la loi Evin n'a cessé, depuis 1992, d'être peu à peu détricotée, notamment dans les mesures d'encadrement de la promotion et de la publicité. Pour autant, peut-on penser un instant qu'une politique répressive, notamment vis-à-vis des consommateurs, pourrait venir à bout de la consommation excessive de produits psychoactifs ? La recherche de satisfactions ou de plaisirs toujours plus intenses et immédiats est, d'une part, inhérente à la nature humaine et, d'autre part, un travers incontournable de nos sociétés où la recherche de la performance, les tensions et la solitude sont omniprésentes. Pour certains experts, l'interdiction et la prohibition, autant que la libéralisation incontrôlée sont à l'origine de bien plus d'effets pervers qu'une régulation encadrée. Ces partisans d'une légalisation partielle affirment que ce choix politique permet de limiter la prise de risque, tant vis-à-vis des substances consommées que des pratiques mises en œuvre par les « accros ». Et qu'une stigmatisation des usagers ne favorise jamais la régulation des usages, la consommation à moindre risque et même la mise en œuvre de sevrages. Malgré cette position du « cul entre deux chaises », que notre pays revendique aujourd'hui, la France dispose d'un atout qui n'est peut-être ni assez connu du plus grand nombre, ni suffisamment utilisé par le corps médical et les institutions en charge de ces questions. Cet atout à un nom : les traitements de substitution. Ils sont largement accessibles, tant pour l'alcool que le tabac ou même les drogues dites dures. Il en est ainsi de la cigarette électronique autour de laquelle un faux débat s'installe depuis peu. Certains suggèrent qu'elle ne met pas un terme à l'addiction en tant que telle mais qu'elle en installe une nouvelle. Soit ! Mais en dehors d'une preuve de sa nocivité avérée pour nos poumons, le seul argument de la perpétuation de l'addiction semble oublier que les addictions peuvent se transférer sur un autre objet. L'idée est surtout de transposer son addiction sur la substance ou la pratique la moins toxique et non pas de rêver d'un monde sans addictions ou sans addicts. Une polémique comparable avait vu le jour lors de la mise sur le marché des substituts nicotiniques, accessibles en pharmacie. Fallait-il favoriser la consommation de la nicotine sous forme de patch ou de gommes à mâcher quitte à s'enfermer dans cette dépendance ? Le tout remboursé au moins en partie, par la Sécurité sociale ? Et pourtant ! Scientifiquement, c'est une évidence démontrée, la nicotine seule n'est en rien dangereuse. Reste que depuis l'arrivée sur le marché de la cigarette électronique, les ventes de patchs ont baissé de 20 à 35 % selon les fabricants, les gommes à mâcher semblant moins impactées par cette concurrence. Une concurrence finalement salutaire pour les gens véritablement « accros à la clope ». En effet, un chiffre suffit à convaincre : 97 % des fumeurs qui tentent de « décrocher » sans aucune aide ni produit de substitution sont condamnés à l'échec. Gérer sa consommation aussi pour la dépendance à l'alcool, même s'il s'agit là d'une pratique médicalement encadrée et de substances, le baclofène ou le nalméfène, qui divisent encore les spécialistes de l'alcoolodépendance. Un débat qui ne cesse de rebondir depuis des années. Pourtant, la réussite documentée de nombreux décrochages semble au moins démontrer que la molécule dite addictolytique est efficace chez nombre de patients. Seul problème : les personnes concernées n'ont que trop rarement le courage de consulter pour cette raison et la prise en charge est dans la plupart des cas « accidentelle » ou tardive. Enfin, pour l'addiction à certaines drogues dures, la prescription de buprénorphine est d'une efficacité incontestablement démontrée, à condition d'être encadrée par des professionnels formés au suivi de ces patients. S'il est présent dans nombre de pays, la France pourrait être modèle en la matière si une ambiance de méfiance absolue ne s'était pas développée pour cause de marché noir et de fraudes. Ainsi, plusieurs réseaux ont été démantelés au cours des dernières années, réseaux qui profitaient du système français de prise en charge et qui, grâce à des médecins complices ou de fausses ordonnances, récupéraient, contre quelques euros, des boîtes de sept comprimés dont chacun pouvait être revendu 70 euros l'unité dans des pays aussi « tranquilles » que la Finlande, par exemple. Un rapport coût-bénéfice quasiment imbattable ! Aujourd'hui, le Subutex est plus connu pour ce type de trafic que pour son efficacité dans le sevrage des addicts. Et le produit fait peur ! Nombre de pharmaciens refusent désormais de le délivrer de crainte d'attirer une clientèle potentiellement violente.

Mais ces exemples de substitution ne doivent pas faire oublier que des travaux sont menés par des équipes scientifiques, publiques ou privées, et explorent de nouvelles pistes prometteuses. Ainsi, une trentaine de médicaments qui visent une ou plusieurs addictions sont à l'étude à travers le monde. Certains travaillent sur de nouvelles molécules addictolytiques, d'autres sont sur la piste de vaccins capables de prévenir l'addiction à la cocaïne, la nicotine ou aux opioïdes. Leur principe est de favoriser la production par l'organisme d'anticorps qui pourraient empêcher la substance ciblée d'atteindre le cerveau et d'y produire ses effets. Et plusieurs de ces essais cliniques déjà avancés semblent encourageants. D'autres recherches sont conduites sur l'utilisation potentielle de substances psychédéliques, comme le LSD, les tryptamines (ayahuasca, ibogaïne et psilocybine, souvent issues de plantes utilisées dans les pratiques du chamanisme) ou la mescaline, une substance qui fut utilisée par le passé comme une drogue hallucinogène et qui fit l'objet de recherches auxquelles se prêtèrent volontairement Jean-Paul Sartre ou Antonin Artaud.

Reste que les politiques publiques mises en œuvre dans notre pays ont un défaut majeur : selon le type de produits concernés, elles considèrent généralement et avant tout l'addiction soit comme un phénomène social, sinon même culturel, comme c'est le cas pour l'alcool, soit comme un problème légal et sécuritaire, comme c'est le cas pour les drogues dures et les nouvelles drogues. Mais trop rarement – sinon jamais – comme un problème de santé publique ! On peut probablement expliquer cette position par un phénomène déjà évoqué dans ces pages et qu'aucun professionnel concerné ne saurait démentir : l'extrême pauvreté dans laquelle tente de survivre la psychiatrie française. Si, comme c'est le cas dans certains États outre-Atlantique, on laissait à chaque usager condamné le choix entre la prison et le sevrage dans une structure médicalement encadrée, on serait rapidement incapable de répondre à la « demande », tant le manque de structures adéquates est flagrant. Et ce alors même que, une fois encore, notre pays dispose d'outils de substitution qui ont fait leurs preuves. Encore faut-il savoir les utiliser et accompagner l'addict décidé à s'en sortir. Si la société veut être plus forte que la tentation, omniprésente quel que soit le produit, encore faut-il donner les moyens nécessaires aux professionnels pour « faire le job ». Au risque sinon de voir demain des collines du crack, ou de toute autre substance, se multiplier, et pas seulement dans le 18e arrondissement de Paris. Or, si nous ne réagissons pas, l'apparition d'addictions de masse risque de déborder puis de submerger notre société et nos pouvoirs publics comme c'est déjà le cas aux États-Unis avec l'épidémie d'overdoses aux opioïdes.

À ce jour, à peu près maîtrisé en France – mais pour combien de temps encore ? –, l'usage détourné de ces médicaments serait responsable, dans notre pays, de 600 décès chaque année. C'est beaucoup !

Mais ce n'est rien, une morbide goutte d'eau, par rapport à l'ampleur prise par ce phénomène aux États-Unis, au Canada ou en Amérique Latine. Selon les derniers chiffres publiés par les autorités sanitaires étasuniennes, 107 000 Américains seraient décédés l'an passé d'une overdose. Si parmi eux, on compte 25 000 morts dus à l'héroïne ou à la cocaïne, l'immense majorité a succombé à une surdose de produits « légaux » et autorisés mais dont le nombre de prescriptions a explosé au cours des vingt dernières années. Des produits initialement destinés à lutter contre la douleur et dont l'efficacité, lorsque leur prise est parfaitement encadrée, est incontestable. C'est d'ailleurs cette même lutte contre la douleur qui fut à l'origine d'une véritable épidémie d'addiction à la morphine, durant et après la guerre du Vietnam puisque, selon les chiffres, 10 à 15 % des vétérans sont revenus au pays totalement « accros ». Des années plus tard, ce sont des produits antalgiques commercialisés par Purdue Pharma qui seront à l'origine de cette addiction de masse à laquelle, aujourd'hui encore, on échoue à répondre : plus de 600 000 prescriptions d'opioïdes sont rédigées chaque jour aux États-Unis, sans compter évidemment les fausses ordonnances. Et deux millions de personnes y sont dépendantes ! Le premier traitement découvert dans les années 1970 par les chercheurs de ce laboratoire, l'OxyContin, à base d'oxycodone, va longtemps demeurer un « produit de niche » réservé à quelques douleurs intenses ou spécifiques, notamment chez les personnes atteintes d'un cancer. Les puissantes capacités de ce traitement et le risque d'addiction effrayent les médecins. Mais l'un des frères de la famille Sackler, qui détient presque la totalité du capital du laboratoire, décide, au milieu des années 1990, de faire de son OxyContin un « blockbuster », c'est-à-dire, dans le jargon des affaires, un produit qui réalise plus d'un milliard de dollars de chiffre d'affaires annuel. Pour y parvenir, il met en place une double stratégie : augmenter le dosage de son traitement pour en amplifier encore les effets antalgiques et, dans le même temps, convaincre les médecins que contrairement à ce que la majorité d'entre eux pensent, il n'y a que très peu de risques d'addiction. Il va ainsi parvenir à enclencher une véritable machine de guerre commerciale. Non seulement le produit s'arrache en pharmacie, de nombreux médecins n'osant pas refuser à leurs patients l'ordonnance tant désirée, mais un véritable marché noir, digne des grandes années de la French Connection, se met en place. Quand il ne s'agit pas de copies de contrebande aux effets encore plus dévastateurs. Car, évidemment et contrairement aux arguments de la famille

Sackler, l'addiction est presque toujours au rendez-vous. Après des centaines de milliers de morts, la justice va se saisir du dossier, les plaintes étant déposées par milliers contre le laboratoire mais aussi contre toutes les entreprises pharmaceutiques qui ont produit des copies ou des équivalents de l'OxyContin en se contentant de s'appuyer sur les dossiers déposés à l'origine par l'entreprise de la famille Sackler. Si des milliards de dollars d'amendes ont été infligés depuis, jusqu'aux chaînes de pharmacie américaines CVS et Walgreens qui viennent d'accepter une amende commune de 10 milliards de dollars, les experts sont pourtant convaincus qu'il faudra beaucoup plus que des compensations financières pour venir à bout de cette épidémie. Certes, on ne peut plus admirer les œuvres des peintres contemporains les plus recherchés dans les « Sackler Gallery » du Tate Modern de Londres ou du musée Guggenheim à New York, où la famille avait multiplié les dons au point de donner son nom à ces hauts lieux de l'art moderne. Des musées qui se sont empressés de les débaptiser devant la presse et les médias. Mais dans de nombreux cimetières américains, on trouve sur les tombes des victimes de ces overdoses de plus en plus d'inscriptions pleines de rage : « Sackler : you murdered my son. »

LA DÉPRESSION

Cachez ce mal-être que je ne saurais voir

« J'ai parfois eu des pensées suicidaires et j'en suis peu fier. On croit parfois que c'est la seule manière de les faire taire, ces pensées qui nous font vivre un enfer… » Certes, les paroles des chansons de l'artiste belge sont souvent mélancoliques, parfois nostalgiques… Mais lorsqu'il dévoile, en janvier 2022, sur le plateau du *20 heures* de TF1, les premières strophes de son dernier titre, *L'enfer*, Stromae est à l'origine d'une forme de révélation collective. Notamment chez les plus jeunes. Pourtant, comme la plupart des pays développés, la France sort en ce début d'année d'un tunnel trop long, une angoisse de près de 24 mois, succession de peurs collectives que les progrès exceptionnellement rapides de la recherche sont en passe de relativiser à défaut d'y mettre un terme véritable.

On devrait donc se réjouir de cette sortie de tunnel, on devrait commencer à tourner la page, à regarder, confiant, devant soi… Mais on découvre que le mal de vivre s'est installé dans le cœur d'un nombre important de nos concitoyens. Comme le révélait le quotidien *Le Monde* quelques semaines plus tard, le standard du 3114 (centre téléphonique mis en place, sans doute trop tardivement par le gouvernement, pour venir en aide à ceux qui sont sujets à des pensées suicidaires) explose dès le lendemain de la prestation télévisuelle de Stromae, pris d'assaut par des Français désespérés. Le coordinateur de ce centre, le psychiatre Charles-Édouard Notredame, évoquera quelques jours après un « évènement majeur dans la prévention du suicide », sujet selon lui trop souvent ignoré par la santé publique. Pourtant, avant même cette tornade sanitaire que fut le Covid, avant même les mois d'isolement et la peur née des décès par dizaines de milliers provoqués par ce virus, le suicide était déjà la seconde cause de décès chez les adolescents, juste après les accidents de la route, avec 16 % des décès dans cette classe d'âge. Et la crise sanitaire a encore accentué ce phénomène. Ainsi, sur la seule année 2021, le nombre de passages aux urgences pour des tentatives de suicide a augmenté de 35 % chez les 11-17 ans par rapport à 2019. Une hausse encore plus impressionnante, de + 52 %, chez les 11-14 ans. Des jeunes qui seront demain autant d'adultes fragilisés. En effet, comme le démontre une récente étude britannique, chez l'enfant ou l'adolescent, la dépression exerce une influence négative à long terme sur la santé, influence qui persiste souvent à l'âge adulte. Après la Génération Z, faut-il d'ores et déjà craindre l'émergence d'une génération « D », comme dépression ? Mais limiter le risque d'une « épidémie de dépressions » à la seule population la plus jeune serait une erreur. En effet, selon l'Organisation mondiale de la santé, la dépression est le premier facteur d'incapacité sur le plan mondial. Une personne sur trois sera touchée au moins une fois dans sa vie par une maladie mentale, et une personne sur cinq par la dépression... Un chiffre bien plus élevé que celui des cancers. Ainsi, d'après les données de la Commission européenne, la dépression représente plus de 7 % de l'ensemble estimé des troubles de la santé et de la mortalité prématurée en Europe. Elle n'est dépassée que par les cardiopathies ischémiques, celles causées par les cancers (11,5 %) et l'athérosclérose (10,5 %), deux pathologies dont on parle beaucoup plus régulièrement et librement, sans cette forme de tabou qui frappe encore trop souvent la dépression. À un instant donné, plus de 7,5 % de la population est dépressive. Insistons encore une fois sur ce mot : dépressive ! Pas seulement « triste » ou « découragée », « nostalgique » ou « mélancolique », « sans envie » ou « un peu perdue ». Dépressive ! Une pathologie d'autant plus dramatique qu'elle s'accompagne souvent d'une forte perte, parfois persistante à très long terme, de la qualité de vie, pour les personnes touchées comme pour leurs familles. Le niveau de souffrance décrit par les patients atteints de dépression est supérieur à celui des patients atteints par des maladies somatiques. Elle envahit la vie des personnes touchées et s'attaque à toutes ses dimensions, professionnelle, amicale, financière et souvent amoureuse. Elle est notamment synonyme d'un risque accru de chômage et parfois, dans sa forme la plus grave, d'un retrait presque total de toute activité sociale. La dépression augmente également le risque de souffrir d'autres pathologies comme cela a très bien été démontré pour les maladies cardiovasculaires. Avant même la crise du Covid et les conséquences des périodes d'isolement, parfois à l'origine d'appauvrissement, 9 000 Français se donnaient la mort chaque année. Et près de 200 000 tentatives de suicide, suffisamment sérieuses pour entraîner un « contact » avec les soignants, étaient dans le même temps recensées. Au cours des vingt dernières années, des progrès importants ont été réalisés dans la prise en charge des pathologies chroniques, du diabète aux problèmes cardiaques en passant par le cancer. Or, dans le même temps, la dépression a continué d'être minorée, relativisée, parfois ignorée, par les patients mais aussi par bien des soignants. Résultat : aujourd'hui, la dépression nuit plus à la qualité de vie que la plupart des maladies dites somatiques. De surcroît, ce terrible constat médical s'accompagne d'un versant économique tout aussi impressionnant : la dépression, par la baisse de la productivité qu'elle entraîne chez les adultes touchés, représente un coût global, chaque année d'au moins 1 % du Produit intérieur brut pour l'ensemble des pays développés. Selon l'OCDE, le coût des maladies mentales, dans notre pays, serait de 80 milliards d'euros par an, et de 600 milliards pour l'ensemble de l'Europe. Si trop souvent, autour de nous, dans nos familles, nos amis, on affiche une persistante tendance à confondre la dépression véritable avec une « petite déprime » ou un « coup de moins bien », dans les instances scientifiques on a cessé depuis longtemps de relativiser. Conscients des effets de la crise du Covid, des chercheurs se sont très rapidement plongés dans les chiffres disponibles. Ainsi, dès le 9 octobre 2021, publiée par *The Lancet*, l'une des plus prestigieuses revues scientifiques mondiales, une étude menée sur plus de 200 pays démontrait que sur la seule année 2020, les cas de troubles dépressifs majeurs avaient augmenté de 28 %. Du jamais vu ! « La pandémie de Covid-19 a exacerbé de nombreuses inégalités existantes et les déterminants sociaux de la maladie mentale », estimait la coauteur de l'étude, Alize Ferrari : « Malheureusement, pour de nombreuses raisons, les femmes ont été plus touchées par les conséquences sociales et économiques de cette pandémie. » Quelques semaines plus tard, une enquête de Santé publique France laissait apparaître que près d'un Français sur quatre (23 %), présentait un état anxieux. Soit 9 points de plus qu'avant le début de l'épidémie. Et près d'un Français sur dix (9 %) affirmait avoir eu des pensées suicidaires au cours des douze mois précédents, soit une proportion presque doublée par rapport au chiffre constaté avant la crise du Covid (5 %). Reste à savoir si ce qui semble bien être une véritable alerte de santé publique finira par être entendu auprès de la population et du personnel médical.

En dehors de la crise Covid, les maladies mentales sont identifiées depuis plusieurs années comme un des risques le plus importants pour les populations occidentales et notamment la population française. Des études importantes et très robustes montrent que l'état psychologique du public et particulièrement des jeunes se dégrade sans que l'on en connaisse réellement les causes. L'usage intensif et quasi addictif des réseaux sociaux a été incriminé et plusieurs études montrent en effet qu'ils sont associés à un risque accru d'anxiété et de dépression. Mais est-ce si simple ? Quand on regarde les données de plus près, on s'aperçoit que ce qui est évident pour les jeunes filles ne l'est pas nécessairement pour les jeunes garçons. En effet, ce sont les jeunes filles qui souffrent le plus de cet enfermement mental en ligne. Le règne des normes de beauté féminine semble encore plus toxique sur les réseaux sociaux qu'il le fut hier à la télévision ou dans les magazines. L'isolement social et le harcèlement sont les véritables raisons de ces souffrances psychiques et les nouveaux réseaux sociaux ont encore accéléré des tendances profondes existant dans nos sociétés occidentales. Le lien humain a été abîmé par ces émancipations virtuelles. De nombreuses études montrent également que 30 à 40 % des troubles de santé mentale auraient pour cause une maltraitance de quelque nature qu'elle soit : violence physique, verbale, sexuelle, etc. Cette maltraitance peut être véhiculée par les réseaux sociaux notamment.

Rappelons cette étude de Harvard qui a suivi des étudiants pendant des dizaines d'années pour savoir quel était le secret du bonheur. Le résultat était limpide, c'est la qualité des relations que nous entretenons avec nos proches. Ces données sont très sérieuses et ne doivent pas être prises à la légère. Le lien social est clé dans l'état psychique et tout ce qui l'endommage doit être surveillé de très près. Rappelons aussi que le facteur qui est le plus lié au risque d'obésité est l'isolement social. Les Américains vivant perdus dans les zones pavillonnaires sont plus obèses et plus déprimés que les personnes vivant dans un tissu urbain plus dense et mieux connectés aux autres. L'isolement est le risque de santé le plus sérieux au XXIe siècle. Un isolement qui est aussi très lié à l'aggravation des maladies neurodégénératives, et il sera également demain un facteur aggravant des conséquences du réchauffement climatique.

Si cette sous-estimation chronique de la dépression et de ses conséquences est probablement constatée dans de nombreux pays, la France semble plus franchement touchée par ce phénomène, cependant que perdurent le tabou et la méconnaissance du côté des personnes concernées, de leurs familles, comme des praticiens. Or, comment espérer que le patient dépressif ait pleinement conscience de son état et de la nécessité d'une véritable prise en charge si son médecin, lui-même, semble incapable, le mot n'est pas exagéré, d'agir comme il le faudrait ? Un chiffre, un seul, est à ce titre parfaitement éloquent : 22 %. En effet, à peine un médecin généraliste sur cinq, adresse ses patients en souffrance psychique à un spécialiste. Issue d'une large étude menée sur six pays européens (ESEMeD) cette donnée classe la France, sur ce critère de « l'adressage », en dernière position. Et le clou est enfoncé lorsqu'on découvre que plus de la moitié des médecins généralistes estiment avoir des relations plus difficiles avec les psychiatres qu'avec les autres spécialistes.

Si l'on cherche à expliquer ce retard français, il faut probablement en revenir aux sources et s'intéresser aux différentes conceptions de la dépression selon les écoles et les influences. La psychiatrie est une discipline très dynamique qui a connu au cours des dix dernières années de multiples avancées conceptuelles et pharmacologiques. On ne peut évoquer les problèmes liés à la prise en charge des troubles psychologiques en France sans ouvrir le sujet de l'emprise de la psychanalyse sur les professionnels français. Combien d'amis psychiatres me disaient le mal que cette discipline avait fait à leurs patients. Combien la confusion des genres avait amené des jeunes comme des moins jeunes à devoir se contenter d'une prise en charge inacceptable et indigne d'un pays développé comme le nôtre. J'ai toujours eu l'intime conviction que nos élites étaient trop littéraires et pas assez formées à la science et sa méthode. C'est, à mon sens, en partie ce qui explique le fait que trop de décisions, dans ce domaine, soient prises sans véritable rationalité scientifique. La psychiatrie française en est l'illustration la plus pure. Vous pouvez vous targuer d'être psychanalyste sans avoir suivi aucune formation. Il suffit d'avoir vous-même été analysé. Pourquoi la santé mentale n'a-t-elle pas bénéficié d'une standardisation des pratiques et d'une révolution scientifique comme les autres disciplines ? Pourquoi, les cardiologues suivent des recommandations alors qu'un patient dépressif peut errer entre l'hypnose, l'analyse de son enfance et la prescription d'un psychiatre ? Pourquoi son parcours n'est-il pas standardisé comme l'est celui du diabétique ou de l'insuffisant rénal ? Tout simplement parce que l'inconscient collectif français n'a pas encore accepté que la dépression était une maladie. Souvent, les patients préfèrent essentialiser leur état et chercher ce qui n'aura pas « été réglé », une blessure d'enfance qu'ils ignorent ou un déclic qu'ils ne parviennent pas à identifier. C'est pourtant si loin de ce que la science nous dit sur la dépression. Sur ce phénomène d'épuisement psychique qui laisse notre cerveau essoré. Certes, le travail de psychothérapie peut être essentiel et a montré son efficacité en association avec un traitement bien prescrit. Mais on oublie trop souvent de dire que toutes les méthodes de psychothérapie ont la même efficacité et que c'est essentiellement la qualité de l'écoute et la capacité d'empathie du professionnel qui permet au malade de récupérer plus vite. Et l'enjeu de la prise en charge n'est pas seulement d'éviter la récidive, car on se remet quasiment toujours d'une dépression, mais surtout de tout mettre en œuvre afin que l'épisode n'ait pas un retentissement trop long et trop destructeur sur la vie sociale de la personne.

Plutôt que de chercher à identifier les « racines du mal » lors de multiples séances de « thérapie », l'objectif essentiel est donc de lutter contre les facteurs sociétaux exogènes qui épuisent les cerveaux comme les méthodes de management toxiques, les réseaux sociaux non contrôlés, les maltraitances endémiques ou les addictions qui explosent, de définir un parcours de soins standardisé et une prise en charge sociale pour limiter l'impact de l'épisode aigu et de prévenir la récidive par un traitement adapté et une modification, si nécessaire, des conditions de vie. En aucun cas mon propos n'est ici de dénigrer la psychanalyse. Que des personnes ayant un vague à l'âme souhaitent explorer leur inconscient pour éveiller leur conscience aux mécanismes sous-jacents de leurs frustrations est certainement une bonne chose. Confondre cette activité intellectuelle avec la prise en charge validée, parfois urgente, pour les patients souffrant de dépression, là est l'erreur qu'il faut corriger. Rappelons enfin que la psychanalyse n'a plus cette place dans la plupart des systèmes de santé occidentaux. La France fait figure d'exception et les très mauvais résultats de l'Hexagone en termes de prise en charge des maladies mentales en sont la conséquence directe et indirecte. Et pourtant ! La santé mentale est aujourd'hui le premier poste de dépenses de l'Assurance maladie avec, pour l'année 2020, plus de 23,3 milliards d'euros.

Si nous allons du côté de la science à présent, les progrès technologiques ont permis d'ajouter à ces approches théoriques l'analyse des causes biologiques de la dépression. Au cours d'une dépression, le cerveau est en sous-régime en raison d'une panne « technique » qui, souvent, fait suite à une surchauffe. Soutenue par les tenants de la psychiatrie biologique, cette thèse a révolutionné, il y a quarante ans, l'approche de la dépression et déculpabilisé les patients. Leur maladie serait due à une anomalie de la transmission de l'information d'une cellule à l'autre dans le cerveau. En quelque sorte, un bug de processeur ! Si personne n'est véritablement à l'abri d'un tel phénomène, certains d'entre nous sont plus vulnérables à ce type de panne, vulnérabilité qui peut se transmettre d'une génération à l'autre.

La dépression est associée à la baisse des messagers inter-neurones dits « neurotransmetteurs » intervenant dans la régulation de l'humeur et de l'énergie : la sérotonine, la dopamine et la noradrénaline. Les conséquences en sont alors paradoxales : si d'une part, on observe un ralentissement du cerveau, se traduisant par une baisse de l'énergie vitale, des difficultés à se concentrer et à prendre des décisions, on constate, inversement, qu'une autre partie de notre cerveau s'emballe. Le patient souffre alors d'insomnie, d'angoisse, il rumine, selon l'expression consacrée, et les idées négatives s'enchaînent.

En réalité, le phénomène, tel qu'on le connaît aujourd'hui, est beaucoup plus complexe qu'un banal problème de transmission sur fond de pénurie de neurotransmetteurs. On sait maintenant que le rétablissement de la disponibilité de ces messagers chimiques *via* les antidépresseurs, va entraîner une cascade de phénomènes biochimiques aboutissant à un renouvellement des connexions entre les neurones. Comme si le courant se remettait à circuler normalement partout dans le cerveau. Mais ces remaniements en profondeur prennent du temps. Ainsi, les effets des antidépresseurs ne se font sentir qu'après deux à quatre semaines de traitement. Il s'agit également de stopper les stimulations qui ont pu entraîner ce bug, il s'agit souvent d'une surchauffe liée à une suradaptation à une situation externe.

Cette faillite d'adaptation de notre système nerveux aux événements extérieurs serait notamment due à certains facteurs directement liés à l'environnement dans lequel évolue le patient. C'est notamment le cas du stress et de la consommation d'alcool. Chaque personne affiche son propre niveau d'adaptabilité aux facteurs exogènes : un pessimiste ou quelqu'un ayant subi de nombreux traumatismes psychiques aura une probabilité plus élevée de souffrir de ce « bug dépression ». En effet, les connexions nerveuses ne sont pas figées une fois pour toutes. Elles évoluent en fonction des apprentissages et des expériences vécues. En clair, les événements, heureux ou malheureux, laissent des traces. C'est ce qu'on appelle la plasticité cérébrale.

Il est évident que le niveau d'adaptation, que le contexte personnel, professionnel ou intime, influe directement sur le risque de dépression, quelle que soit notre vulnérabilité « naturelle ». Ainsi, un tiers des personnes en proie à une situation financière critique sont touchées par la dépression. Une situation exceptionnelle comme la précédente pandémie ou une catastrophe naturelle demande une adaptation si grande que le taux de décompensation psychique explose mécaniquement. Car, comme le souligne avec force Michel Hamon : « Les facteurs déclenchants de la dépression sont sociétaux ! Ce sont les agressions de la société, en particulier à notre époque de plus en plus individualiste où disparaissent les solidarités. » Ce que semblent confirmer les chiffres de la dixième vague du baromètre OpinionWay publié en juillet 2022, alors que l'inflation s'installait dans le paysage économique de notre pays : 41 % des salariés français s'affirmaient alors en situation de « détresse psychologique ». Plus de 4 salariés sur 10 ! Un chiffre qui explose même à 59 % chez les moins de 29 ans. Selon Christophe N'Guyen, président du cabinet « Empreinte Humaine » à l'origine de cette étude annuelle, « les actions ne sont pas encore suffisamment mises en œuvre pour endiguer ce qui s'impose comme un véritable enjeu de santé publique. La détresse psychologique demeure un sujet tabou. » Et pourtant : selon ces mêmes sources, plus de 2 millions de salariés seraient aujourd'hui en situation de burn-out. Soit trois fois plus qu'avant la pandémie de Covid-19. De quoi se convaincre, en effet, qu'à moins d'un bouleversement total du monde qui est le nôtre, la dépression est bien un des risques majeurs qui s'imposent aujourd'hui. D'autant que la recherche de la performance, sous toutes ses formes, propulse l'immense majorité d'entre nous en haut d'une falaise terriblement dangereuse. Comme le souligne Tristan Dagron, historien de la psychologie : « Dans un monde qui prône la performance à tout prix, absolument personne ne saurait prétendre être à la hauteur de ce qu'on attend de lui ni même de l'idéal qu'il est conduit à se donner. » Sans compter qu'il faudra demain maintenir un tel niveau de performance dans un monde totalement incertain et marqué par des évènements « catastrophiques » récurrents. Le repérage des vulnérabilités les plus marquées et la prévention des décompensations seront alors des facteurs clés pour éviter les « pannes psychiques » en série.

Symboliques d'une pathologie trop souvent négligée, les premières connaissances relatives à la dépression doivent beaucoup au hasard. En effet, au sortir de la Seconde Guerre mondiale et alors que la tuberculose faisait des ravages, les médecins ont constaté à leur grande surprise qu'un des antibiotiques utilisé pour tuer le bacille, l'isoniazide, améliorait aussi l'humeur des patients. Cela a permis à la dépression d'accéder au statut de maladie à part entière ; le regard porté sur elle a changé lorsque l'on a constaté que l'humeur des patients s'améliorait grâce à certains médicaments. Depuis, les progrès enregistrés ont été nombreux.

Notamment grâce à la connaissance du rôle joué par ces neurotransmetteurs. La sérotonine est le principal neurotransmetteur visé par les antidépresseurs actuels mais, entre-temps, les chercheurs ont continué d'explorer le cerveau avec des outils d'imagerie moléculaire toujours plus performants et se sont aperçus que ces monoamines, bien que jouant un rôle essentiel dans la régulation de l'humeur, sont des neurotransmetteurs très marginaux en termes de quantité. « Les synapses qui utilisent d'autres neurotransmetteurs comme le glutamate ou le GABA sont en réalité infiniment plus nombreuses, précise Michel Hamon, et on soupçonne aujourd'hui que ces derniers pourraient eux aussi jouer un rôle dans la dépression. » Une molécule jouant elle aussi un rôle sur le glutamate vient d'ailleurs d'être autorisée par les autorités sanitaires européennes comme médicament antidépresseur, il a démontré une réelle efficacité notamment chez ceux, encore trop nombreux, qui ne « répondent pas » aux traitements existants. Il s'agit en effet de l'eskétamine, dérivé direct de la kétamine, substance dont le nom vous évoque probablement quelques dramatiques faits divers : détourné de son utilisation thérapeutique, ce produit, qui peut aussi être un puissant anesthésique, est en effet l'une de ces fameuses drogues dites « du violeur ». Plus largement, la recherche en santé mentale est en train de revenir sur un certain nombre de substances dites psychédéliques comme la psilocybine que l'on retrouve dans les champignons hallucinogènes ou le MDMA, car elles semblent avoir un potentiel thérapeutique important sur la dépression, l'alcoolodépendance ou le syndrome de stress post-traumatique. En effet, ces substances permettraient à notre cerveau d'accélérer la création de nouvelles connexions neuronales et ainsi de le remettre plus rapidement en état. Mais, évidemment, la forme et le dosage proposés dans la prise en charge de la dépression sont adaptés. D'autres alternatives existent évidemment, non médicamenteuses celles-là, comme la neurostimulation, héritière nettement améliorée des électrochocs, mais elles sont aujourd'hui réservées aux cas les plus sévères et sont, naturellement, réalisées dans un environnement hospitalier. D'autres chercheurs travaillent sur les effets des techniques de stimulation profonde ou DBS (pour *Deep Brain Stimulation*), aujourd'hui régulièrement utilisées dans la maladie de Parkinson et qui consistent à implanter une électrode fonctionnant en permanence sur une zone bien précise du cerveau. Mais outre le fait que cette technologie est d'un coût très élevé, ses résultats sur la dépression n'ont pas encore été validés.

On le voit, de multiples avancées ont été enregistrées depuis la découverte, par hasard, des effets antidépresseurs d'un antibiotique sur les populations menacées par la tuberculose. D'ailleurs, ce véritable arsenal thérapeutique devrait, à en croire nombre de médias, préserver notre pays du moindre risque de dépression massive puisque, on n'a de cesse de vous le dire, les Français sont les champions du monde de la consommation d'antidépresseurs ! Répétée à l'envi, cette affirmation, qui a d'ailleurs pour effet de culpabiliser ceux qui « gaspillent les deniers publics » pour un « simple petit passage à vide », est totalement fausse. Et sans aucune contestation possible. Ainsi, en 2015, dernière date pour une référence internationale exhaustive, un Français consommait en moyenne un peu moins de 50 doses (49,8) d'antidépresseurs par an (la notion de dose a été élaborée et « harmonisée » pour permettre les comparaisons internationales les plus justes). C'est déjà beaucoup, pensez-vous ! C'est en tout cas presque deux fois moins qu'en Islande, en Australie, au Portugal ou encore que chez nos voisins britanniques qui avalent, en douze mois, plus de 94 doses d'antidépresseurs. Nos amis Canadiens, que l'on présente généralement comme un peuple souriant et heureux, en ingurgitent pour leur part, un peu plus de 90. Et nos voisins allemands, modèles parmi les modèles, sont eux aussi plus « accros » que nous avec près de 55 doses par an. Quant à la consommation moyenne des pays de l'OCDE elle s'affichc à un peu plus de 60 doses annuelles. Soit encore nettement au-dessus de nos 50 doses hexagonales. Si nous consommons moins d'antidépresseurs que nos voisins européens, ce n'est pas en raison de la meilleure santé mentale des Français mais d'une incontestable sous-prise en charge des patients dépressifs, notamment en raison de la mauvaise presse infondée du traitement de la dépression dans notre pays. À l'inverse, il est une consommation où la France continue en effet d'occuper une triste place de choix, celle des anxiolytiques ! Mais il faut ici se poser une question que bien des experts et commentateurs refusent d'aborder : cette surconsommation indéniable d'anxiolytiques n'est-elle pas la plus évidente démonstration du fait que la dépression n'est pas correctement prise en charge ? Les cachets de Valium et autres Xanax seraient alors comme autant de pis-aller, des « faute de mieux », et un moyen pour le prescripteur de ne pas faire entrer son patient dans un processus qui semble faire peur, même aux médecins, celui de la véritable prise en charge de la dépression. Comme s'il suffisait de se cacher derrière le petit doigt des anxiolytiques pour éviter de devoir prononcer le mot qui fait peur !

La France affiche sur ce point une spécificité démontrée et qui risque bien de propulser un jour notre pays au premier rang des nations dépressives ! Un pays où l'acceptation sociale de la dépression devrait être un chantier prioritaire. De nombreuses études ont démontré que, dans l'esprit d'une partie importante du public, les termes de dépression et de folie sont encore trop souvent associés. Et lorsque ce sentiment est vrai « pour les autres », il l'est naturellement aussi pour soi-même ! En 2015, près de 4 Français sur 10 ayant traversé une période de dépression ou ressentie comme telle, n'ont pourtant consulté aucun professionnel de santé. Et 75 % de nos concitoyens affirment ne pas être suffisamment informés sur la prise en charge de la santé mentale. Sans oublier évidemment ce sentiment de culpabilité, cette honte parfois ressentie parce qu'on n'est « pas à la hauteur », que l'on « s'écoute » et qu'il suffirait, comme l'affirment certains, de « se donner une bonne claque » pour se remettre sur les rails ! Certes, on peut espérer que la jeune génération soit moins touchée par cette forme d'omerta coupable. C'est d'ailleurs probablement pour cette raison que les études réalisées au cours de la crise sanitaire du Covid ont permis de mettre à jour l'explosion du nombre de syndromes dépressifs, notamment chez les étudiants qui semblent donc moins hésitants à évoquer leur souffrance morale et psychologique.

Face à eux, pourtant, face à cette libération de la parole, il reste encore quelques imbéciles inconscients de ce qui se joue, ici, devant nos yeux. Ainsi, en pleine crise sanitaire, un ponte de l'hôpital à l'ancienne réagira à plusieurs de nos publications portant sur le nombre croissant de tentatives de suicide dans la population estudiantine, condamnée à l'isolement de longs mois durant, par ces mots supposés humoristiques : « Ah oui, ces étudiants qui veulent en finir avec la vie parce qu'on leur demande de se laver les mains après s'être mouchés ! »

Si l'on veut espérer parvenir à lever ce tabou, ouvrir les esprits et encourager les patients et les médecins à considérer que la dépression est une maladie comme les autres, il est également essentiel d'investir dans des stratégies globales qui ciblent l'ensemble de la collectivité et favorisent un bien-être mental positif. Ces stratégies doivent accorder une attention toute particulière à des stades de la vie et aux périodes de transition les plus sensibles comme l'école, aux différentes phases de la vie professionnelle mais aussi au départ en retraite. Des « instants de nos existences » au cours desquelles le risque de dépression et autres problèmes de santé mentale sont les plus élevés. Ainsi, la non-intervention chez des enfants souffrant de dépression peut avoir des répercussions particulièrement graves. Des études de très longue durée ont été effectuées sur l'impact des problèmes de santé mentale de l'enfant lorsqu'il atteint l'âge adulte. Ainsi, à Londres, une population d'enfants sur lesquels avait été porté un diagnostic de troubles dépressifs graves, qui avaient été accompagnés et observés jusqu'à l'âge adulte, ont nécessité des dépenses en matière de santé et de protection sociale beaucoup plus élevées que pour la moyenne de la population.

Ainsi, la santé mentale est un double défi pour la France. D'abord, c'est d'évidence un des principaux fléaux de santé publique dans le « monde d'après » avec une incidence en augmentation, notamment chez les jeunes, qui sera encore alourdi par les grands bouleversements à venir. Ensuite, la France part avec un handicap auquel personne ne s'est attaqué de façon convenable. Il conviendrait de standardiser les prises en charge des patients et de s'assurer que les recommandations soient suivies partout en France et qu'aucun patient ne voie un professionnel de santé sans que celui-ci ne dépiste mais également de mettre en place des politiques visant à limiter les facteurs exogènes de dépression en encourageant un mode de vie moins à risque. Et l'utilisation des nouvelles technologies pourrait permettre de limiter le phénomène d'isolement social au lieu de l'accentuer comme c'est le cas aujourd'hui.

LA FERTILITÉ

La baisse insidieuse qui inquiète

Au soir du mardi 9 novembre 1965, les New-Yorkais s'apprêtent, le dîner terminé, à s'offrir une pause TV probablement devant l'une des séries à succès du moment, *Peyton Place* ou *Le Fugitif*. Mais la ville de toutes les lumières s'éteint brutalement, comme si un interrupteur géant avait été d'un coup actionné. Plus une ampoule, plus une vitrine, plus même une seule de ces publicités géantes qui font déjà la légende de Times Square n'est alors allumée ! Et les petits écrans qui se sont déjà imposés dans la quasi-totalité des foyers demeurent désespérément noirs. Le soleil n'est attendu que le lendemain matin, à 6 h 37 heure locale. Reste donc pour tous ces New-Yorkais à occuper une soirée qui s'annonce encore longue. Mais comment ? On découvrira neuf mois plus tard une partie de la réponse en constatant une hausse de 30 % des naissances.

C'est probablement dans cette même logique que, 55 ans plus tard, les démographes experts les plus optimistes espéraient que les différentes mesures de confinement, plus ou moins coercitives, imposées par un bon nombre de pays frappés par le Covid conduiraient à un regain au moins temporaire de la natalité. Ce serait probablement l'un des rares avantages de ce virus et des mesures décidées pour le contenir : on allait donner plus de temps à l'intimité des ménages, permettre à de nombreux couples de se retrouver et peut-être d'envisager sérieusement un projet de maternité. Sauf que... Les données statistiques provisoires publiées en Chine, première nation au monde à avoir enfermé sa population en janvier 2020, mais aussi en Italie et en France, viennent démentir les espoirs des natalistes. En effet, la tendance générale s'oriente au contraire vers un déclin plus ou moins brutal de la natalité.

Une surprise ? Pas vraiment lorsqu'on se tourne vers un passé plus récent que celui de la longue soirée new-yorkaise ! En effet, conformément à ce qui a été constaté lors de précédentes périodes de crises, l'incertitude sinon l'inquiétude face au futur amène désormais la population à reporter les projets de naissances à des temps meilleurs. Le seul État développé ayant vu sa fécondité rebondir durant cette crise fut Israël, principalement grâce à la surfécondité des populations religieuses ultraorthodoxes dans un contexte spécifique de « guerre démographique » avec les Palestiniens, non reproductible ailleurs.

Si une réduction des naissances dans certains pays à forte densité, ne sera pas nécessairement perçue comme une mauvaise nouvelle, à l'inverse, dans des États occidentaux pour la plupart vieillissants, elle est source d'inquiétudes, notamment pour les autorités politiques en ce qu'elle s'inscrit dans un contexte de dénatalité structurelle depuis les années 1970.

Ainsi, en France comme dans l'ensemble des pays industrialisés, la baisse de la fertilité résulte tout d'abord du recul de l'âge de la primo-maternité. En quatre décennies, cet âge a augmenté de cinq ans, et, en 2019, les Françaises avaient leur premier enfant à 29 ans en moyenne. Or, c'est un fait acquis, la fertilité décline progressivement à partir de 30 ans. En effet, chez vous Mesdames, le stock d'ovocytes, constituant « la réserve ovarienne » est définitivement déterminé avant même la naissance, et diminue progressivement jusqu'à la ménopause. De surcroît, à partir de l'âge de 38 ans environ, l'appauvrissement de la réserve ovarienne s'accentue. Les capacités reproductives cessent plusieurs années avant la ménopause, qui survient vers 50 ans dans les populations des pays industrialisés. Ainsi, la fécondabilité, c'est-à-dire la probabilité de concevoir, est estimée à 25 % par cycle vers 20-30 ans, mais seulement à 12 % à 35 ans et à 6 % à 40 ans. C'est pourquoi les maternités dites

« tardives » augmentent mécaniquement le risque d'infertilité.

En 2020, en France, environ 190 000 enfants, soit un quart du nombre total de naissances, sont nés d'une mère âgée de 35 ans ou plus. Dans notre pays, le retard de l'âge à la parentalité pourrait se poursuivre. Selon les hypothèses de l'Institut national d'études démographiques, il est possible que dans quelques années l'âge moyen de la première maternité atteigne voire dépasse 32 ans, comme c'est déjà le cas en Espagne (32,2 ans en 2018) et de façon plus marquée encore aux États-Unis où le premier enfant arrive en moyenne chez des femmes âgées de près de 33 ans et demi. Or, une étude menée par le même Institut estime que si le risque d'infertilité est effectivement présent chez un couple sur quatre lorsque la femme a 30 ans, il l'est pour un couple sur trois à 35 ans (34 %) et chez plus d'un couple sur deux à 40 ans (56 %). D'autant que, chez l'homme aussi, une augmentation du risque d'infertilité est constatée, notamment à partir de 40 ans mais encore plus nettement après 50 ans. Aussi, et malgré les traitements qui ont bénéficié des progrès phénoménaux réalisés dans cet univers médical depuis 50 ans, le risque de rester sans enfant est multiplié par deux à 35 ans et par six à 40 ans.

Les causes du recul de l'âge de la primo-maternité sont connues de longue date et sont, pour la plupart, de nature sociale. Une fois de plus, nous sommes confrontés à un paradoxe de nos sociétés modernes puisque les causes de la baisse de la fécondité sont par ailleurs d'incontestables et véritables progrès pour la condition féminine. Il s'agit, vous l'aurez compris, de la quasi-généralisation du travail féminin et de l'amélioration des techniques contraceptives. De surcroît, de nombreuses analyses sociologiques ont démontré un déclin du désir d'enfant chez les jeunes générations. Au mieux, les couples sont à la recherche d'une véritable stabilité professionnelle et affective avant d'envisager un projet parental. À cette démarche, finalement logique, s'ajoute pour la plupart une méconnaissance totale des chiffres que nous venons d'évoquer quant au déclin de leur fertilité avec l'âge. Il semble par ailleurs, selon plusieurs études, que nos modes vies aient un impact négatif sur la fertilité. C'est notamment le cas de la consommation de tabac ou de cannabis, de l'obésité, et des troubles de l'alimentation. Pire, ces comportements pourraient même avoir un effet transgénérationnel avec des conséquences sur la santé et la fonction reproductrice de l'enfant à naître.

Enfin, trop souvent les couples se permettent de procrastiner quant au projet d'enfant, étant excessivement confiants dans les techniques d'assistance médicale à la procréation. Ils y accèdent donc souvent tardivement, ce qui en limite le taux de succès.

Mais, et c'est un fait mis à jour plutôt récemment, la baisse de la fertilité n'est pas seulement la conséquence de choix ou de comportements des femmes et des hommes concernés. Une imposante méta-analyse dont les conclusions ont été publiées en 2017 a fait apparaître un déclin important de plus de 50 % de la concentration spermatique chez les hommes des pays industrialisés entre 1973 et 2011. Une baisse qui, selon toute probabilité, se poursuit au moins au même rythme depuis les dix dernières années. En cause, selon les auteurs de ces travaux : une exposition régulière aux perturbateurs endocriniens. Des perturbateurs qui sont également des menaces au cours de ces « 1 000 jours » qui correspondent aux neuf mois de vie *in utero* et aux deux premières années de vie postnatale et qui constituent l'une des périodes d'exposition les plus critiques. Durant la période de la grossesse, notamment, le fœtus et la future maman sont particulièrement vulnérables et l'exposition aux divers polluants et perturbateurs endocriniens peut entraîner de multiples effets sur le futur bébé, dont certains seront irréversibles.

Si, comme nous venons de le voir, l'infertilité des couples admet plusieurs causes de natures très différentes, elle est elle-même la cause de situations difficiles et parfois dramatiques. Ainsi constate-t-on de très nombreux cas de dépression chez les femmes confrontées à ces situations, femmes qui ont un risque supérieur de 30 % à 70 %, selon les études, de devoir faire face à un ou plusieurs épisodes dépressifs majeurs. Et la vie de ces femmes peut même tourner au cauchemar dans les pays où l'accès à la PMA est très limité. Ainsi, les couples concernés deviennent encore plus souvent les théâtres de violence conjugale dont la forte prévalence a été récemment démontrée dans une méta-analyse regroupant les données de plus de 120 études.

Tous ces éléments ont logiquement conduit à une progression constante du nombre d'enfants nés d'une Procréation médicalement assistée et notamment par la désormais célèbre FIV (Fécondation *in vitro*). Si des millions d'entre nous ont encore en mémoire le joli visage de la petite Amandine, le premier de « nos » bébés-éprouvette, née en 1982, quatre ans après Louise Brown, née de l'autre côté de la Manche en 1978, peu savent qu'aujourd'hui, 400 000 enfants ont d'ores et déjà suivi son exemple en France. Et, dans le monde, ils sont déjà 8 millions. La méthode alors vue comme une véritable révolution scientifique est donc plutôt récente et est déjà à l'origine de près de 3 % des naissances en France, auxquelles il convient d'ajouter les près de 1 %, bientôt, de bébés nés d'une insémination artificielle. Si la courbe d'évolution constatée poursuit sa hausse régulière (de + 0,5 % tous les 7 à 8 ans), en 2035, dans notre pays, un bébé sur vingt sera issu d'une procréation médicalement assistée.

Cette progression continue s'explique notamment par les motifs de plus en plus nombreux qui permettent aux couples d'accéder à cette technologie. C'est le cas des infertilités masculines, depuis le début des années 1990, qui motive désormais deux cas de FIV sur trois. Il faut également souligner le fait que jusqu'à quatre tentatives sont à présent prises en charge. Soit un coût maximum de près de 18 000 euros pour notre système de santé. Mais il existe des raisons scientifiques à cette montée en puissance qui illustrent parfaitement les causes de cette préoccupante baisse de la fertilité. Évidemment, la première de ces causes réside dans l'âge toujours plus élevé des parents lorsqu'ils décident de faire le grand saut. Ce que l'on constate d'ailleurs dans les chiffres : pour la seule catégorie des femmes de 34 ans et plus, le recours à l'un des traitements de l'infertilité (stimulations hors PMA et PMA), a augmenté de 24 % en une décennie, de 2008 à 2017, alors qu'il est resté stable chez les femmes plus jeunes. Mais plusieurs études scientifiques évoquent aussi un possible lien entre le recul de la fertilité humaine et les expositions, toujours plus fréquentes, aux polluants industriels et agricoles, mais aussi au tabac.

Tous les papas et les mamans le savent : l'arrivée d'un enfant est un bonheur sans pareil, même si l'on observe les premiers mois une baisse de la qualité de vie pour les raisons que l'on connaît. Mais ce déficit initial semble se compenser par la suite, notamment à un âge avancé. Notre société, tant elle est chaque jour plus dure et incertaine pour la grande majorité de la population, explique évidemment pourquoi la naissance du premier enfant, symbole d'une vie qui s'installe et se transmet, est repoussée dans le temps par des futurs parents inquiets et à la recherche d'une stabilité émotionnelle, professionnelle et financière. Mais ce temps pris sur la vie pour tenter de la donner dans les meilleures conditions n'est pas sans conséquence. Il faut pouvoir choisir en connaissance de cause, conscient de l'espoir que représente la PMA mais aussi de ses limites. Il serait également capital de s'attaquer aux sources environnementales d'infertilité et fort dommageable d'omettre d'étudier et de solutionner les causes sociétales complexes (congés parentaux, aides financières, crèches) pour lesquelles, d'ailleurs, la France n'a pas été si mal placée jusqu'à maintenant et qui pourrait expliquer les relativement bonnes performances en termes de fertilité. Enfin, l'infertilité présente un risque sociétal qui va au-delà des malheurs individuels : une société où la fertilité baisse est une société qui perd en productivité, qui augmente ses dépenses et diminue ses recettes. Conduisant immanquablement à des choix politiques difficiles et à un appauvrissement.

ZOONOSE

Ces épidémies venues d'ailleurs

Voilà un phénomène scientifique qui a envahi la vie des Français au cours des toutes dernières années. Mais combien d'entre eux savaient, avant le mois de janvier 2020 ce qu'était une zoonose ? Probablement très peu. Or, ce Covid qui a gâché nos existences et tué des dizaines de milliers de Français est une zoonose, directement ou indirectement. Il en existe beaucoup d'autres, de la toxoplasmose à la dengue, de la variole du singe au virus Ebola, en passant par la grippe aviaire. Certaines sont potentiellement mortelles, d'autres sont souvent bénignes, mais toutes ont un point commun : elles passent de l'animal à l'humain. Et ne pensez pas que seuls les gorilles de quelque contrée reculée d'Afrique, les fameux pangolins chinois ou les effrayants moustiques-tigres sont potentiellement vecteurs de ces zoonoses. Regardez autour de vous, maintenant, chez vous… Votre chat, gentil matou qui parfois, en jouant, vous griffe le bras. Ou votre chien, adorable toutou débordant d'affection, qui vous lèche la main en signe de dévotion. Le premier peut vous avoir transmis la maladie des griffes du chat, le second la leptospirose ou la fièvre de Malte. Ne considérez pas pour autant votre animal domestique comme un terrible danger à quatre pattes à ne manipuler qu'en tenue de technicien nucléaire. Si ces maladies sont réelles et peuvent effectivement vous avoir été innocemment « offertes » par Minou ou Médor, elles sont généralement inoffensives ou presque chez l'homme et surtout de plus en plus rares tant la vaccination des animaux s'est répandue largement. Mais nous l'avons tous compris lors de la crise du Covid et, plus tôt encore en découvrant que certains de nos moustiques de métropole pouvaient nous transmettre ce fameux et nettement plus dommageable Chikungunya : certaines de ces zoonoses sont à surveiller très sérieusement et ce d'autant qu'elles sont de plus en plus répandues géographiquement… Et les bouleversements climatiques que nous vivons tous actuellement devraient encore accentuer ce phénomène.

Un phénomène qui, pourtant, n'est pas nouveau et s'est en réalité développé à partir du moment où les hommes se sont sédentarisés en commençant à élever du bétail pour se nourrir, se vêtir ou, un peu plus tard, s'en servir comme moyen de locomotion, directement ou pour tirer des charrettes. Ces animaux, bêtes à cornes ou non, sont autant de réservoirs à micro-organismes dont un très grand nombre est absent chez l'homme.

Rappelons, en effet, que le vivant n'est pas uniquement constitué du visible mais également de millions de sortes de micro-organismes qui se trouvent partout, aussi bien dans la mer que sur la terre. Les virus sont responsables de la plupart des nouvelles épidémies. Ils utilisent les outils cellulaires des autres espèces vivantes, plus complètes, pour se multiplier. En réalité, le « peuple viral », tel que certains scientifiques le désignent, est extrêmement varié et affiche une étonnante capacité à évoluer et à se transformer. Sa raison d'être est de sauter d'un hôte à un autre en profitant de l'hébergement pour se multiplier encore et encore. En proliférant de la sorte, il développe de nouvelles caractéristiques qui peuvent parfois lui permettre de changer d'espèce hôte. Aussi peut-il passer d'une espèce sauvage à une autre qui, devenant parfois espèce d'élevage, permet au virus de passer chez l'homme. Expliqué ainsi, le phénomène peut sembler aussi complexe que long. Et pourtant, c'est ce processus qui a permis à une large majorité des nouvelles maladies infectieuses touchant l'humain d'apparaître. C'est le cas de ces maladies qui étaient encore totalement inconnues au milieu du siècle dernier, de la variole du singe ou du Covid, du Sida à Zika ou Ebola, sans oublier les hépatites virales. Et chacun de nous peut malheureusement le constater en écoutant les informations : on observe depuis quelques années une accélération de l'émergence de ces nouvelles épidémies. La raison de cet emballement est à chercher dans notre impact sur l'environnement en parallèle d'une interconnexion du monde exponentielle. Personne ne peut vivre sur terre sans remarquer que notre cohabitation avec les animaux a évolué dans des conditions qu'on pourrait considérer comme peu équilibrées. Nous avons, en quelque sorte, pris tellement de place sur terre, par une démographie toujours en hausse et par le développement de notre activité économique ou de loisirs que nous avons peu à peu réduit la place laissée aux autres et, par là même, le nombre d'espèces sauvages dont certaines disparaissent presque chaque jour. Selon plusieurs études, les deux tiers des animaux sauvages ont aujourd'hui disparu au profit de l'espèce humaine et surtout des animaux que nous élevons pour nous nourrir comme les bœufs, les cochons ou les poulets. Et les proportions constatées entre ces trois composantes sont presque effrayantes : pour la seule catégorie des mammifères, les animaux d'élevage représentent 77 % des espèces vivantes, les hommes et les femmes un peu plus de 20 %, alors que les animaux sauvages ne pèsent plus aujourd'hui que 2,5 %. Ainsi, la diversité des mammifères diminue chaque jour, ce qui, très logiquement, accélère la circulation des virus dans le monde vivant, entre chacune de ces espèces. Plus deux espèces sont proches l'une de l'autre, plus, logiquement, le passage de l'une à l'autre est facilité. D'autant que la destruction progressive et irraisonnée des zones hier « réservées » aux habitats naturels des animaux a instauré une forme de cohabitation contrainte entre l'humain et l'animal, même sauvage. Chacun d'entre nous a pu voir ces images d'ours vidant les poubelles des résidences de banlieue en Amérique du Nord pour se nourrir. Ou encore ces singes qui envahissent des villes entières en Asie. Si ce spectacle amuse parfois les touristes, il effraye les scientifiques. D'autant qu'un autre phénomène vient encore accentuer le processus et les risques qui lui sont liés. En effet, les déplacements humains, notamment d'un continent à l'autre, ont explosé au cours des trois dernières décennies et devraient continuer d'augmenter d'année en année. Selon les décomptes disponibles réalisés par les autorités civiles et internationales, il décolle aujourd'hui dans le monde plus d'un vol toutes les secondes. Et quelque 5 milliards de passagers devraient prendre l'avion en 2030. Un chiffre qui pourrait atteindre les 16 milliards en 2050. On comprend alors pourquoi, tous ces phénomènes associés, le nombre d'épidémies recensées sur notre planète a été multiplié par six depuis

1960. D'autant que le changement climatique influe lui aussi directement sur la circulation de ces virus. Un exemple désormais connu du grand public, la dengue, transmise par la piqûre d'un moustique, illustre parfaitement les conséquences de ces changements climatiques sur la circulation de certaines maladies infectieuses à travers notre planète. Entre 1950 et 2018, on a constaté une augmentation de 9 à 15 % de la transmissibilité de cette infection. En Afrique, la transmissibilité du paludisme a augmenté de près de 40 % depuis les années 1950. Une dramatique progression qui atteint même les 150 % dans la région du Pacifique occidental. Ce double phénomène s'explique presque exclusivement par l'augmentation progressive des températures et du taux d'humidité, augmentation qui favorise la migration des insectes vecteurs de ces deux maladies. Situation presque inconcevable il y a cinquante ans, des foyers de dengue sont notamment rapportés depuis plusieurs années dans le sud de la France. Et le phénomène ne cesse de progresser. Ainsi, une quarantaine de cas de dengue dits « autochtones », c'est-à-dire contractés sur le territoire français métropolitain, ont été rapportés au cours de l'été dernier, principalement dans les régions Occitanie et Provence-Alpes-Côte d'Azur, soit plus que le total cumulé de ces dix dernières années.

D'autres processus sont plus complexes mais tout aussi inquiétants. Ainsi, le virus Nipah, proche de celui de la rougeole, mais contre lequel il n'existe ni vaccin ni traitement, a fait l'objet d'une vaste étude il y a quatre ans, associant des équipes scientifiques françaises et américaines. Un virus initialement transmis aux porcs par des chauves-souris frugivores. Puis du porc à l'homme ! Un type de chaîne de contamination inter-espèces provoquée par les modifications de l'environnement, les chauves-souris ayant été contraintes de se réfugier au beau milieu d'un élevage porcin. Résultat, il a fallu procéder en urgence à l'abattage d'un million de cochons pour stopper la propagation d'une potentielle épidémie qui aurait pu être particulièrement mortelle chez l'homme. Sur un schéma comparable, mais plus surprenant encore, la montée en puissance des cas de rage en Inde serait provoquée par la disparition, inexpliquée à ce jour, des vautours. Pendant des siècles, en effet, ce sont ces mêmes volatiles, il est vrai peu engageants, qui jouaient les éboueurs des rues en dévorant notamment les milliers de cadavres de vaches sacrées. Des vaches qui, on le sait, sont intouchables dans les villes indiennes, provoquant parfois des embouteillages de plusieurs heures, et qui le demeurent après leur mort. En fin de compte, seuls les vautours, assez peu perméables aux traditions locales, se chargeaient du travail en se régalant de ces charognes bovines à ciel ouvert. Leur disparition a peu à peu laissé place aux chiens errants qui sont devenus des vecteurs de la rage. Depuis le début de la décennie 2000, le phénomène ne cesse d'inquiéter les autorités de santé publique du pays face à cette maladie qui, chaque année, est à l'origine de 30 000 décès, soit plus que partout ailleurs sur la planète.

Face à ces multiples phénomènes, un concept forgé par les Anglo-Saxons fait chaque année l'objet de travaux de plus en plus nombreux et nécessaires. Baptisé « One Health », ce que l'on pourrait traduire par « Santé globale », il résume cette nouvelle préoccupation et part du principe de « l'effet papillon », adapté à la santé, selon lequel notre impact, même considéré comme minime, sur tel ou tel aspect de l'environnement à un bout de la planète peut avoir des conséquences majeures aux quatre coins du monde. Une préoccupation qui gagne les esprits et qui fut même au centre, l'an passé, du World Health Summit.

Heureusement, la science a des solutions à proposer. Les vaccins contre la dengue ou le Chikungunya ainsi que le développement de traitements efficaces dans la prise en charge des maladies transmissibles et la mise au point de parcours de soins simples et directs sont essentiels pour contrer toute épidémie émergente.

On ne peut également que souhaiter la mise en place d'un système de santé plus proactif et résilient. Nous l'avons vu avec le Covid, les crises ne touchent pas les personnes de la même façon. La notion de vulnérabilité est la clé de la réponse à ce type de crise sanitaire. Il faut que le système apprenne à identifier les personnes vulnérables et à mettre en place des actions ciblées : prévenir les personnes, leur fournir des solutions dans l'urgence et les suivre avec des procédures spécifiques. Les systèmes de santé ne peuvent plus se contenter d'être des guichets pour recevoir des soins, ils doivent pouvoir proposer une dynamique d'anticipation vers les personnes fragiles pour s'assurer qu'elles ne décompensent pas par suite d'un choc de quelque nature qu'il soit. Mais il faut que toute la communauté scientifique et médicale puisse se mobiliser sur les épidémies émergentes, ce qui n'est pas encore le cas, tant s'en faut. Seul un quart des grands laboratoires pharmaceutiques ont en effet des travaux en cours sur ces zoonoses, et généralement à un stade encore très éloigné de la mise au point des traitements correspondants. Cette mobilisation que doivent accompagner les États et leurs différentes instances, scientifiques mais aussi économiques, est indispensable si on souhaite pouvoir prédire et non plus seulement réagir. Indispensable si l'on veut être en mesure d'adapter les réponses en fonction de la réalité des épidémies à venir. À défaut de cette mobilisation générale, la seule solution que les pouvoirs publics, en Europe et ailleurs, seront capables d'opposer à ces nouveaux risques pour la santé publique pourrait avoir l'allure de ce que nous avons connu durant les deux années de la crise du Covid. Il n'est plus nécessaire d'épiloguer sur ces longues périodes de confinement. Seulement être conscients qu'elles ont eu de terribles conséquences sur la population, conséquences dont nous ne connaissons pas encore la véritable ampleur. Mais d'autres épidémies viendront, elles nécessiteront une autre réponse qu'une France à moitié enfermée. Si on ne veut pas jouer avec la santé mentale et physique de toutes et tous, si l'on ne veut pas faire courir le risque à notre économie de plonger sans cette fois pouvoir refaire surface, simplement parce qu'on est face à un risque inconnu, il faut, dès maintenant relever les manches des blouses ou des chemises blanches mal repassées de nos scientifiques pour se doter d'un arsenal à la hauteur des enjeux.

LE SOMMEIL
Tout sauf une perte de temps

Depuis la crise du Covid, c'est l'une de nos dernières légendes urbaines, largement entretenue il est vrai par quelques membres du gouvernement au premier rang desquels Olivier Véran, alors ministre de la Santé, lorsqu'il répond aux questions de l'infectiologue suisse Didier Pittet, lancé dans la rédaction de son livre *Vaincre les épidémies*. Se penchant avec attention sur le mode de fonctionnement de nos dirigeants face à la montée du Covid, l'auteur apprend que notre ministre n'est finalement qu'un homme comme les autres, ayant besoin d'un minimum de 6 heures de sommeil chaque nuit et donc légitimement épuisé depuis le début de la crise puisque contraint, charge de travail oblige, à réduire le temps passé entre les bras de Morphée. Mais à l'inverse, le grand chef, lui, est hors normes ! Pensez donc : Emmanuel Macron se contenterait aisément de 3 heures de sommeil par jour, passant le reste de ses nuits à lire les éditions du *Lancet*, magazine scientifique en langue anglaise et dont certains articles, quelle que soit l'incontestable qualité de la publication, ont plutôt un effet soporifique sur la plupart des lecteurs, même médecins de formation. On comprend mieux dans ces conditions pourquoi les affidés les plus bavards du locataire de l'Élysée s'amusaient durant la crise à décrire le Président comme un infectiologue autodidacte. Ainsi que le veut la légende, un temps de sommeil court, voire même très court, serait l'apanage des vrais génies ! Certains se sont même « amusés » à compulser les documents historiques pour en savoir un peu plus sur le besoin en heures de sommeil de certains de nos plus illustres célébrités. Ainsi, en 2014, le très chic magazine *New Yorker*, publiait une infographie qui nous révélait, par exemple, que Léonard de Vinci ne dormait que par tranches de 20 minutes toutes les 4 heures. Soit 2 heures de sommeil quotidien. Quant à Voltaire, quatre heures lui étaient tout juste nécessaires, les historiens ajoutant cependant qu'il avalait en moyenne une quarantaine de cafés chaque jour. Sigmund Freud ne dépassait pas les 5 heures de sommeil alors que Mozart, impatient de retrouver ses partitions, fermait l'œil vers 1 heure du matin pour bondir hors de son lit à baldaquin lorsque 6 heures sonnaient à sa pendulette. Légèrement décalé par rapport au célèbre musicien, Winston Churchill ne trouvait jamais le sommeil avant 3 heures du matin mais ne s'éveillait que de façon très exceptionnelle après 8 heures. D'autant plus impressionnant que le Premier ministre britannique débutait sa journée par un whisky légèrement mouillé et quelques cigares. Ce qui, selon nos informations, n'est pas le cas d'Emmanuel Macron. Mais à l'inverse, Victor Hugo ne passait jamais sous la barre des huit heures de sommeil, tout comme Georges Simenon, Gustave Flaubert ou Thomas Mann. Dans ces conditions, comment interpréter ce lien qu'on semble vouloir établir entre d'une part un faible TST (ou Temps de sommeil total) et d'autre part la capacité créatrice ou l'intelligence stratégique ? Probablement par le sentiment parfois entretenu que le sommeil n'est que temps perdu ! Sinon pire, comme le suggérait Homère en affirmant que « le sommeil est le frère jumeau de la mort ». Pourtant, à lire la plupart des études scientifiques publiées sur le sujet et en caricaturant un peu, s'il fallait établir un lien, ce serait plutôt entre le manque de sommeil et la maladie. Or les évolutions les plus récentes de notre société et de nos modes de vie ont un effet évident tant sur la qualité que sur la quantité de sommeil de nos concitoyens. Un chiffre, sur ce point, résonne comme une implacable démonstration : 6 heures et 42 minutes ! Telle est, dans notre pays et selon la plus récente enquête de Santé publique France sur le sujet, en 2017, la durée moyenne du TST par adulte et par jour, en une ou plusieurs fois, siestes comprises, donc. Pour la première fois depuis que cette donnée est évaluée, le temps de sommeil moyen passe donc sous la barre des 7 heures quotidiennes, généralement considérée comme minimale pour la santé de notre organisme. Ainsi, en moins d'un demi-siècle, la durée moyenne du sommeil dans notre pays a diminué de 90 minutes par jour. La France n'est pas, tant s'en faut, la seule concernée par ce phénomène : une telle réduction a été constatée partout à travers le monde, du Brésil au Japon, des États-Unis à la Chine, de l'Europe à l'Australie. Plus inquiétant encore : le nombre de « petits dormeurs », personnes en dette de sommeil, qui augmente partout. Ainsi, dans notre pays, plus de 35 % des adultes affichent un TST inférieur à 6 heures quotidiennes. Dans un univers ultra-connecté, où la compétition est partout, le besoin de sommeil apparaît comme une faiblesse, un temps presque facultatif qu'il faut savoir sacrifier au travail comme aux loisirs.

Mais ce sacrifice se fait aussi au détriment de notre santé et le phénomène constaté ne manquera pas de se faire sentir, si ce n'est pas déjà le cas, sur la santé humaine. Toutes les études épidémiologiques réalisées à ce jour en attestent : dormir moins de six heures quotidiennes est associé à un risque plus élevé d'obésité, de diabète de type 2, d'hypertension et de pathologies cardiaques. Sans oublier, évidemment, les effets de ce retard de sommeil sur le nombre d'accidents dans la vie quotidienne, la perte de vigilance étant une des conséquences les plus évidentes du déficit de sommeil. Enfin, comment ne pas comprendre que ces nuits écourtées à répétition augmentent de façon plus que sensible l'irritabilité de chacun d'entre nous et ont ainsi, au-delà du cercle familial, un effet délétère sur la qualité de nos interactions sociales. Globalement, c'est toute notre qualité de vie qui s'en trouve impactée.

Si une certaine atmosphère de compétition permanente explique en partie la baisse régulière du temps que nous consacrons au sommeil, d'autres phénomènes sont évidemment en cause et notamment le nombre croissant de personnes qui occupent un travail de nuit. Entre 1990 et 2013, date des dernières données officielles disponibles, leur proportion est passée de 3,3 millions, soit 15 % de la population active, à 4,3 millions. Or, on sait que les travailleurs de nuit, dont le rythme se trouve décalé, dorment en moyenne 60 minutes de moins que le reste de la population. Ce qui, projeté à l'échelle d'une semaine, représente tout simplement une nuit de sommeil en moins. Soit, sur une année et compte tenu du temps de congés, 40 nuits perdues. À la lumière de ce que nous avons déjà évoqué, cette situation de « travailleur nocturne » est lourde de conséquences pour la santé de près d'un travailleur sur sept. Ce que démontre d'ailleurs une étude réalisée en 2016 par l'Agence nationale de sécurité sanitaire de l'alimentation, de l'environnement et du travail (Anses) et dont l'introduction, à elle seule, devrait contraindre les pouvoirs publics et les entreprises à agir auprès des personnes concernées : « Cette expertise met en évidence des risques avérés de troubles du sommeil, de troubles métaboliques, et des risques probables cancérogènes, de troubles cardiovasculaires et de troubles psychiques chez les travailleurs concernés. » De surcroît, les données recueillies sur les femmes qui elles aussi travaillent de nuit évoquent des risques accrus lors de la grossesse et une fréquence un peu plus élevée de cas de cancers du sein.

Mais il est une raison malheureusement devenue très fréquente pour laquelle nombre de personnes, dont la profession est diurne, rognent régulièrement sur un temps de sommeil pourtant réparateur. Il s'agit évidemment du temps de trajet entre domicile et lieu de travail. Si, en moyenne, l'aller-retour quotidien occupe 50 minutes du temps de vie de nos concitoyens, ce calcul cache en réalité des situations très différentes selon que la personne habite dans une agglomération de plus ou moins 200 000 habitants ou si elle vit dans un contexte rural, là où les centres de vie sont souvent très éloignés des lieux d'exercice professionnel. Selon des travaux menés en 2015 par la DARES (Direction de l'animation de la recherche, des études et des statistiques, organisme qui dépend du ministère du Travail), le temps de trajet moyen est supérieur à une heure chaque jour pour près de 35 % des Français quel que soit leur lieu de vie. Mais pour les personnes résidant en région parisienne, la durée moyenne du trajet est de 68 minutes chaque jour ! Un temps qu'il faut bien prendre quelque part. D'autant que depuis une vingtaine d'années, un nouvel élément on ne peut plus chronophage, qui prend de multiples formes pour de multiples usages, est venu s'imposer dans la vie quotidienne. Cet élément, cet objet présent dans presque la totalité des foyers à cinq ou six exemplaires, ce sont évidemment les écrans de nos smartphones connectés en continu.

Logiquement, les plus jeunes sont les plus touchés ! À tel point que pour les personnes âgées de 15 à 25 ans, le temps de sommeil moyen n'a jamais été aussi bas. Et les chiffres pourraient désormais être tout aussi inquiétants pour la génération d'avant, celle de 5 à 15 ans, tant l'usage du smartphone semble devoir remplacer celui des doudous de notre enfance. Si, il y a 20 ans, les instituteurs et les pédiatres se battaient contre la présence d'un téléviseur dans la chambre des préadolescents, la même guerre contre le smartphone, deux décennies plus tard, semble d'ores et déjà perdue. Et l'utilisation de l'écran et des réseaux sociaux qui l'accompagnent finit par être, dans l'esprit des plus jeunes, une manière de meubler leurs insomnies alors qu'elle en est la cause ! Le tout sans se lever de son lit puisque 94 % des 15 à 29 ans sont propriétaires d'un smartphone, selon une enquête menée par l'Insee en 2021. Et une large majorité de cette population admet ne pas éteindre son téléphone durant la nuit, ce qui entraîne une interaction continue, nombre de jeunes sont réveillés par les alertes sonores et répondent aux messages qui leur sont envoyés. Notons enfin qu'on a relégué depuis longtemps aux oubliettes de notre vie quotidienne le bon vieux réveil à deux cloches pour lui préférer le smartphone. À cet environnement nocturne s'ajoute un rythme de vie qui correspond logiquement aux envies de jeunes gens désireux de vivre et qui sortent souvent tard les vendredis et samedis soir. Dans un récent entretien accordé au quotidien *Libération*, Carmen Schröder, psychiatre spécialiste du sommeil aux Hôpitaux universitaires de Strasbourg, lançait cette comparaison qui a de quoi faire frémir même les générations les plus âgées pour lesquelles les écrans ne sont pas (ou pas encore...) un compagnon nocturne :

concernant le rythme de vie et de sommeil des adolescents, la praticienne le compare à « un vol Paris-New York chaque week-end. Les ados se retrouvent avec un décalage de cinq à six heures qui les empêche de s'endormir le dimanche soir ». Les confinements à répétition des deux dernières années, les cours à distance, quand ils avaient lieu, et le stress qui a incontestablement envahi l'esprit de tous pendant cette période n'a fait qu'aggraver le phénomène. Un stress que de nombreux contenus sur les réseaux sociaux, ceux-là mêmes qui servent de substituts au sommeil, ne font que renforcer. Ainsi, cette génération Z que nous envisagions de rebaptiser « Génération D », comme dépression, pourrait finalement devenir la « Génération ID », celle qui associe l'insomnie et la déprime. Là aussi, le phénomène est accentué chez les jeunes vivant dans les grands centres urbains. Ainsi, l'Observatoire régional de santé parisien a publié début 2020 une importante étude sur la question, étude dont le sous-titre à lui seul, résume les enjeux de cette problématique : « Le sommeil des jeunes Franciliens à l'ère du numérique : un enjeu de santé publique largement sous-estimé. » Un document duquel il ressort notamment qu'un jeune Francilien sur cinq est un insomniaque chronique et que plus d'un sur quatre présente une dette de sommeil. Selon

Santé publique France, plus de 41 % des lycéens, quel que soit leur lieu de vie, affirment être fatigués presque tous les jours en posant le pied hors du lit.

Au-delà de cette seule déferlante d'écrans, il est une autre double cause perturbante qui cette fois concerne l'ensemble de la population, urbaine, notamment : le bruit et la lumière. Sur ce point les habitudes de vie ont profondément changé, nombre de personnes ne s'attachant plus au noir complet dans leur chambre à coucher. Cependant que l'éclairage extérieur, cette sorte de pollution lumineuse, est amené à perdurer à moins d'un profond changement futur provoqué par les exigences d'économie d'énergie. Quant au bruit, il est omniprésent dans des villes qui s'endorment de plus en plus tard, entre camions et terrasses de restaurants, avions et interventions de services d'urgence.

Les conditions d'un sommeil optimal sont connues : de la préservation d'un environnement intime dans une pièce aussi sombre que possible et avec une température de 18 °C ce qui, en plus de faciliter votre repos, vous propulsera au rang de bon élève énergétique sans pour autant vous contraindre à dormir en col roulé, à la pratique, lorsque c'est possible, de la sieste, d'une durée idéale de 20 à 30 minutes, en passant par une alimentation favorable au sommeil (sucres lents ou rapides le soir, le tout sans alcool) sans oublier un peu d'exercice physique au cours de la journée mais en évitant de se lancer dans une série de 150 pompes juste avant de passer au lit, ce qui serait contre-productif. Ces conseils sont applicables par tout un chacun et ne nécessitent qu'un effort d'organisation individuelle. À l'inverse, d'autres dispositions sont plébiscitées par les spécialistes du sommeil et mériteraient, quant à elles, une modification de notre mode de vie collectif, comme le décalage de l'heure du début des cours pour les lycéens et étudiants. D'autant que débuter une journée par deux heures de cours de maths à 8 heures du matin, ce qui oblige les adolescents les plus éloignés de leurs établissements à se lever à 6 heures, ne facilitera pas un bon apprentissage de la résolution des équations à deux inconnues et des mystères de la trigonométrie. Un tel aménagement pourrait également être envisagé par les entreprises. Certaines ont notamment instauré un « droit à la sieste ». Mais ne vous précipitez pas dès à présent vers le bureau de la DRH : les sociétés qui ont agi de la sorte sont pour l'instant principalement basées en Inde.

Reste évidemment qu'au-delà du mode de vie de chacun et du respect, ou non, de ces règles pour une nuit efficace, ou encore des perturbations venues de l'extérieur, il existe de véritables pathologies qui doivent être identifiées et prises en charge sérieusement.

La plus connue est bien évidemment l'insomnie chronique qui touche, selon les données disponibles, près d'un français sur sept, soit 15 % de la population adulte. Mais l'insomnie standard n'existe pas. Ce qui complique évidemment sa prise en charge. Pour certains, il est souvent difficile et très long de trouver le sommeil. Pour d'autres, qui s'endorment sans soucis, ce sont les réveils au beau milieu de la nuit qui perturbent lourdement la qualité du sommeil. Par ailleurs, certaines personnes sont plus ou moins sensibles à tel ou tel facteur déclenchant, qu'il s'agisse, une fois de plus, de l'utilisation des écrans, de la prise de certains médicaments, de la luminosité ou encore d'une pratique trop tardive du sport. On comprend dans ce cas qu'avant tout traitement, ce soit d'abord à une analyse « pratique » de la qualité des nuits et de leur contexte qu'il faille se plier avant de se goinfrer de somnifères (que seuls un peu plus de 5 % de nos concitoyens consomment chaque jour, contrairement aux statistiques qui sont parfois communiqués et qui associent en réalité anxiolytiques et somnifères) ou de remèdes qui ont peut-être l'avantage d'être naturels mais qui ont aussi et souvent l'inconvénient d'être inefficaces.

Plus problématiques encore sont les hypersomnies et la narcolepsie. Le premier cas se caractérise par un besoin excessif de sommeil mais aussi par des épisodes de somnolence durant la journée. Un symptôme qui touche plus de 5 % de la population adulte. Le second est une forme plus sévère encore avec des endormissements irrépressibles qui surviennent à n'importe quel moment de la journée, notamment lorsque le patient est en pleine activité. Quant aux troubles du rythme circadien, ils surviennent à la suite de dérèglements de notre horloge biologique : soit il vous est impossible de trouver le sommeil avant une heure avancée de la nuit, soit, à l'inverse, vous piquez du nez dans votre assiette dès 19 h 30. Lorsque ces dérèglements sont dus à un décalage horaire, ils ne perdurent que quelques jours au plus. Mais ils sont parfois plus persistants. C'est notamment le cas du syndrome hypernycthéméral, qui touche les personnes aveugles qui ne perçoivent pas ou plus l'alternance veille-sommeil.

Il existe aujourd'hui des dizaines d'ouvrages et des centaines d'articles qui livrent les conseils pratiques les plus divers pour retrouver chaque jour les bras de Morphée, fils d'Hypnos dans la mythologie grecque. Mais chacun d'entre nous doit avant tout explorer son propre sommeil et ses conditions idéales, découvrir son propre Morphée, en se faisant aider si nécessaire... La seule certitude : votre sommeil vous est indispensable. Presque autant que vos rêves !

L'ANTIBIORÉSISTANCE

La dangereuse rançon du succès

Si nous écrivions ici le grand livre de l'homme sain et moderne, la Bible de la santé publique, le premier jour de la Création aurait été dédié, comme nous l'avons vu, à l'hygiène. Peu à peu adoptée par tous les acteurs de la vie sociale, elle a permis l'amélioration des conditions de vie et d'alimentation. Mais le deuxième jour aurait été entièrement consacré aux antibiotiques. Identifiés presque par hasard par le pharmacologue Alexander Fleming dès 1928, ils ne seront utilisés sur l'homme qu'en 1941. Un policier londonien, Albert Alexander, débarque à l'hôpital avec une mauvaise plaie au visage. Une plaie qui, malgré la profession du patient, ne doit rien à quelques échauffourées dans un quartier malfamé au bord de la Tamise mais, tout simplement, à l'épine d'un rosier. En quelques jours, le petit bobo du jardinier amateur a pris une allure inquiétante. À tel point que le médecin qui prend en charge ce pauvre Albert ose une première : l'injection de 160 mg de pénicilline. 24 heures plus tard, l'état de santé du policier s'est nettement amélioré. Et l'équipe médicale poursuit son « essai clinique » à une époque où ce type de démarche ne nécessitait pas des semaines de validation préalable par les autorités sanitaires. Heureusement pour les médecins concernés d'ailleurs, car si l'action du premier des antibiotiques se confirme dans les premiers temps, Albert Alexander voit son état de santé s'aggraver après quelques jours, à tel point qu'il décède le 15 mars 1941. Ce qui n'a rien, en soi, de surprenant : pendant des décennies, les infections bactériennes étaient la première cause de mortalité chez les enfants et les jeunes gens. Un échec cuisant pour la pénicilline ? Non. Mais une maîtrise encore très insuffisante des dosages. La communauté scientifique va alors s'engouffrer dans les recherches autour de cette « substance ». À tel point qu'en 1978, après des années d'utilisation enfin maîtrisée des antibiotiques, on estime que 65 % des gains d'espérance de vie constatés en un demi-siècle sont effectivement dus au recul de la mortalité bactérienne. Les antibiotiques ont donc changé notre vie en aidant notre système immunitaire à lutter contre ces micro-organismes en forme de perles (coques) ou de bâtonnets (bacilles). Mais l'histoire ne semble pas vouloir s'arrêter là. Et les bactéries n'ont pas abandonné la partie pour autant. D'ailleurs, aujourd'hui encore, malgré le développement de toute une pharmacopée, elles continuent de tuer plus d'un million de personnes dans le monde chaque année. Et, en France, 100 000 personnes sont infectées au cours de la même période par des bactéries qui résistent aux antibiotiques. Ce phénomène d'antibiorésistance a été observé pour la première fois au milieu des années 1970 : des bactéries qui développent des systèmes leur permettant d'échapper à l'action des antibiotiques. Des systèmes qui peuvent être assez complexes, comme la synthèse de molécules qui détournent les antibiotiques de leur cible. Un peu comme un système d'antimissiles. Ces systèmes de défense s'acquièrent par mutation génétique aléatoire ou par l'ajout de bouts de code ADN ou ARN transportés par des plasmides. Des sortes de boucles de code circulant entre les cellules, utilisées d'ailleurs depuis quelques années dans les biotechnologies…

Certes, ces bactéries résistantes sont peu nombreuses et représentent un epsilon par rapport aux milliards d'autres bactéries qui n'ont pas acquis ces systèmes et qui, elles, succombent à l'action des antibiotiques. Mais, telle la rançon du succès, la prescription et la consommation d'antibiotiques a atteint des niveaux inimaginables il y a vingt ans : chaque seconde, dans le monde, ce sont 490 000 doses d'antibiotiques qui sont ingérées par un être vivant. Soit, sur une journée, plus de

42 milliards de doses ! Une quantité qui a été multipliée par deux entre 2000 et 2015. Exprimées en poids, ces quantités sont tout aussi impressionnantes : en France et sur la seule année 2018, il a été vendu 728 tonnes d'antibiotiques destinées à la santé humaine et 471 destinées à la santé animale.

À de tels niveaux, la quantité de bactéries résistantes, en valeur absolue, à tout pour inquiéter les scientifiques. Des bactéries qui, en milieu hostile et selon le principe darwinien, s'adaptent et développent toujours plus et toujours mieux leurs systèmes de défenses. Comme ces poissons clowns, devenus insensibles au venin des anémones de mer qui protègent désormais les petits-cousins de Némo des prédateurs extérieurs !

Ce phénomène d'antibiorésistance est d'autant plus problématique que ces « bactéries augmentées » peuvent circuler de l'homme à l'animal, et inversement puisque le règne animal est lui aussi largement imprégné d'antibiotiques. Le risque est alors, tout simplement, celui d'un retour vers le passé. Mourir d'une plaie infectée, comme ce fut le cas pour notre pauvre policier, Albert Alexander, semble aujourd'hui aux yeux du grand public, totalement inconcevable… Et pourtant ! Certes, l'immense majorité d'entre nous profite d'une alimentation plus riche et de conditions d'hygiène qui n'avaient pas encore d'équivalent dans le Londres de 1941. Mais pour certaines personnes dont le système immunitaire est affaibli ou défaillant, qu'elles soient âgées ou immunodéprimées, la mortalité bactérienne pourrait bien redevenir un problème de santé publique.

Qu'on ne s'y trompe pas ! Nous ne sommes pas là dans la science-fiction. Déjà, en ce début de XXIe siècle, 5 500 personnes meurent chaque année, en France, à cause de bactéries augmentées et donc résistantes aux antibiotiques actuellement disponibles. Et le triste phénomène s'accélère : il pourrait, selon les projections disponibles, être multiplié par dix d'ici à 2050. La mortalité par infection bactérienne serait alors aussi importante que celle provoquée par les infarctus et les AVC réunis. Et au niveau mondial, les chiffres ne sont pas plus rassurants, tant s'en faut. Selon Médecins sans frontières, près de 1,3 million de personnes seraient décédées sur notre planète en 2019 pour cause d'antibiorésistance, chiffre qui pourrait atteindre les 10 millions en 2050.

Alors que faire ? D'abord, il convient évidemment de limiter notre exposition et celles des animaux aux antibiotiques. Ensuite, utiliser des antibiotiques au spectre étroit, qui visent principalement sinon uniquement la bactérie concernée. En d'autres termes, adopter la stratégie du sniper plutôt que celle de la mitrailleuse lourde. L'utilisation de tests antibiogrammes rapides, accessibles en pharmacie, qui permettent de connaître en temps quasi réel la sensibilité de votre bactérie pourrait aider considérablement. Mais trop peu de médecins en sont dotés, estimant que leur utilisation prend trop de temps (quelques minutes, en réalité) et prescrivent alors des antibiotiques sans en avoir vérifié au préalable la nécessité. Dans ces conditions, l'utilisation des tests en pharmacie, après la prescription, perd sérieusement de son intérêt aux yeux du patient. À moins de généraliser un dispositif d'ordonnance conditionnelle que le pharmacien pourrait modifier en fonction des résultats.

Reste que les politiques publiques en la matière ne sont pas irréprochables. Il semblerait que se soit formé un consensus sur le fait que la bataille de l'antibiorésistance se gagnera en limitant l'utilisation des antibiotiques. Et le fameux slogan, « Les antibiotiques, c'est pas automatique », illustre parfaitement le défaut de la cuirasse. Car la stratégie de longue date adoptée en France, notamment pour lutter contre l'antibiorésistance, se résume à moins d'antibiotiques. Si convaincre un système de santé de prendre en charge un nouvel anticancéreux innovant et coûteux est certes complexe, la « couverture » d'un antibiotique à l'action ciblée capable de venir à bout de bactéries résistantes est un véritable parcours du combattant. C'est même une équation économique quasi insoluble puisqu'on demande aux laboratoires d'investir dans des recherches souvent très dispendieuses pour mettre au point des antibiotiques innovants qui, par définition, ne seront que rarement prescrits. Il s'agirait donc d'un marché déficitaire par avance, surtout lorsque l'on sait que la France affiche les prix des médicaments parmi les plus bas en Europe. Malgré tout, une vingtaine d'entreprises du médicament sont, à ce jour, actives dans la recherche d'alternatives ou de nouveaux antibiotiques. Mais par définition le processus de recherche est long et n'est pas toujours couronné de succès. Par ailleurs, la pensée dominante semble plutôt verser dans une « approche écologiste et de sobriété ». Mais lorsque les bactéries résistantes se seront largement installées, nous regretterons probablement de ne pas avoir suffisamment investi dans un Plan B !

L'OBÉSITÉ
L'épidémie incomprise

Chaque année, un rapport publié, un chiffre révélé, une étude plus sérieusement médiatisée que les autres, projette sous les feux de l'actualité le thème de l'obésité. Cette épidémie-là mériterait pourtant qu'on lui consacre presque autant de temps d'antenne que ce fut le cas pour le Covid-19. Une épidémie ? Pas scientifiquement parlant puisqu'il n'existe pas de cause infectieuse à l'obésité. Pas de contagion, non plus ? C'est moins sûr, même si cette contagion-là ne doit rien à quelques insidieuses gouttelettes et qu'elle passe au-delà de tous les masques, même les plus hermétiques.

Une épidémie qui a débuté aux États-Unis, dans les années 1980 et qui a aujourd'hui « contaminé » les 40 % d'Américains qui sont obèses. Les études les plus sérieuses l'affirment : outre-Atlantique, un décès sur cinq est la conséquence d'une obésité. Une épidémie qui, comme toujours, a aussi un coût économique phénoménal, évalué à quelque 150 milliards de dollars annuels ! Soit plus que le Produit intérieur brut de la Tunisie.

Ceux qui, en France, il y a 35 ans, pouffaient de rire en regardant les quelques documentaires alors consacrés à ces gros Américains gavés de frites et de hamburgers, ceux-là n'ont plus besoin de regarder de l'autre côté de l'Atlantique pour constater les ravages de nos désordres alimentaires. Il leur suffit de se pencher à leur fenêtre, et même, pour près d'un Français sur cinq, de se regarder dans un miroir. En effet, 17 % de la population hexagonale est aujourd'hui en situation d'obésité telle qu'elle est définie médicalement par le fameux Indice de masse corporelle (IMC). Depuis la seconde moitié des années 1990, notre pays est lui aussi contaminé comme l'immense majorité des pays développés. Si chez nous l'addition n'est pas encore aussi salée qu'aux États-Unis, l'obésité coûte malgré tout à la France quelque 5 milliards d'euros chaque année, soit un milliard de plus que le budget du ministère de la Culture. Pour l'essentiel, ces coûts sont liés à la prise en charge des complications les plus connues de l'obésité, à savoir le diabète (70 % des coûts) les maladies cardiovasculaires (23 %) et les cancers (9 %). Il faut donc avant tout ne pas oublier le coût humain, en années de vie perdue, de cette épidémie qui ne dit pas son nom mais qui semble devoir se propager sans que nous semblions véritablement capables de l'endiguer.

Ainsi, alors que la recherche sur la plupart des maladies humaines a plus progressé au cours des vingt dernières années que depuis un siècle, l'obésité, à elle seule, et selon les chiffres de l'OCDE, fera reculer l'espérance de vie moyenne de près 3 ans d'ici à 2050. Pourquoi ?

Le tissu adipeux est notre principal réservoir d'énergie mobilisable. Une réserve énergétique dite « lipidique » qui est sans commune mesure avec celle de la réserve glucidique. L'intérêt de cette réserve est d'être particulièrement rentable sur le plan de la densité, en raison du caractère hydrophobe des lipides. C'est aussi un système de protection thermique et mécanique. Ainsi, la nature nous a donc dotés d'un moyen hyperefficace de stocker de l'énergie. Une batterie légère, à haut rendement et rechargeable qui, si elle avait un équivalent pour les voitures, nous permettrait, à jamais, de nous passer des énergies fossiles. Seulement voilà, comme dans tous les systèmes, aussi perfectionnés soient-ils, il existe des dysfonctionnements. L'obésité en est un. Elle est une mise en échec du système de régulation de nos réserves énergétiques. Un peu comme si cette fameuse batterie finissait par ne plus jouer son rôle tant l'énergie qu'elle contient y serait mal stockée et surtout très insuffisamment consommée. Ce déséquilibre de nos balances énergétiques est avant tout lié à une somme de facteurs comportementaux et environnementaux.

Notre société, notre univers quotidien, a plus évolué en un siècle qu'au cours des deux précédents millénaires. Nous avons tourné le dos à une économie de subsistance pour entrer dans une phase de production intensive, avec des évolutions spectaculaires dans tous les maillons de la chaîne. Pour certaines d'entre elles, ces évolutions sont heureuses et ont permis à notre monde moderne de réduire de façon spectaculaire la dénutrition et ses conséquences dramatiques. Ainsi, dans un rapport publié en 2015, la FAO, l'organisation des Nations unies pour l'alimentation et l'agriculture, attestait qu'au cours des vingt années précédentes, alors que la population mondiale avait augmenté de 2 milliards pour dépasser largement les 7 milliards d'humains sur terre, le nombre de personnes sous-alimentées avait, dans le même temps, diminué de plus de 200 millions. Ces évolutions se constatent aussi dans les pays développés. Ainsi, en France, la part du budget consacrée à l'alimentation a nettement régressé depuis la moitié du XXe siècle. Évaluée à un peu plus de 30 % du revenu des ménages en 1960, elle n'était plus que de 17 % en 2019. Ce « progrès », *a priori*, n'a pu être obtenu que par une évolution spectaculaire de toutes les étapes de la production alimentaire, évolution qui s'est traduite par une réduction des coûts mais aussi par une augmentation de la densité calorique. Ainsi, aux États-Unis, on estime qu'aujourd'hui la disponibilité alimentaire moyenne est de 3 800 calories par jour et par personne, ce qui dépasse largement les besoins. Dans la nouvelle logique de cette production, l'objectif du processus de développement est désormais d'augmenter la palatabilité, c'est-à-dire l'attrait gustatif pour le consommateur, la conservation et l'accessibilité de l'aliment. Malheureusement, et cette règle est quasi immuable, les produits dont le prix est bas ont une qualité nutritionnelle médiocre.

Par ailleurs, notre environnement quotidien a lui aussi bousculé le rythme et le contenu de nos assiettes. La disponibilité et l'accessibilité de l'aliment favorisent largement la déstructuration des cycles alimentaires favorisant ce que l'on qualifie de « vagabondage alimentaire ». Aujourd'hui, plus de la moitié de nos calories est consommée hors habitation. De surcroît, la réduction des capacités de stockage de nos habitats favorise l'augmentation de la densité calorique. Enfin, la phase de préparation se résume pour l'essentiel à un ajout de calories. Comment, dans ces conditions, nos sociétés pouvaient-elles éviter qu'un nombre croissant d'entre nous soit concerné par le surpoids et l'obésité ? D'autant qu'à cette évolution des modes alimentaires s'ajoutent les effets de la réduction globale de la dépense énergétique liée à l'évolution de l'habillement, du chauffage, des moyens de transport, du travail manuel et du développement des services. De plus, l'évolution de nos modes de vie a conduit la majorité de la population à développer ses activités dans des domaines et lieux circonscrits, équipés pour réduire le travail d'adaptation à l'environnement (température, distance, etc.). Ainsi, alors que les loisirs occupent une place croissante, les activités physiques de détente sont peu développées, même si les salles de sport ont changé un peu la donne dans les milieux les plus aisés. La consommation passive de loisirs domine encore largement, en particulier en raison de l'urbanisation. Deux exemples sont souvent cités : l'automobile et la télévision. Il existe en effet une relation étroite entre le nombre d'heures passées devant le petit écran et la part croissante de la population touchée par l'obésité. De même, il existe une corrélation évidente entre, d'une part, l'avènement de l'automobile et l'adaptation du tissu urbain qui a suivi et, d'autre part, les prémices et le développement de l'épidémie d'obésité qui a frappé les États-Unis puis l'Europe.

Un regard un peu distancié sur l'évolution de nos sociétés et celle des comportements individuels qui l'accompagne ne nous laisse que peu d'espoirs quant à la possibilité d'un bouleversement susceptible de permettre ne serait-ce que le ralentissement de la montée en puissance de cette obésité morbide. Le stress, sorte de constante de nos sociétés modernes, comme s'il fallait en être l'objet pour démontrer à quel point nous sommes des acteurs de nos vies, en est une illustration parfaite : il favorise en effet la libération de cortisol, une hormone qui va modifier la façon dont le sucre et l'eau seront stockés par nos organismes, provoquant la réduction de notre masse musculaire. Le cortisol favorise notamment le stockage des graisses au niveau abdominal et augmente notre appétit. Plusieurs études ont d'ailleurs mis au jour l'existence d'un lien direct entre le risque de surpoids et d'obésité accru et les perturbations de notre horloge biologique, à savoir un sommeil insuffisant ou à horaires non fixes, des repas non réguliers ou pris tard dans la journée ou un travail de nuit qui ne sont rien d'autre que les marques de notre adaptation individuelle au fonctionnement collectif qui s'impose à nous. Alors, la guerre serait-elle d'ores et déjà perdue ? Non, mais à condition d'une véritable mobilisation collective qui passe aussi par une proactivité des pouvoirs publics, déjà constatée dans certains pays et par une prise de conscience individuelle de chacun d'entre nous face à cette évidence, également constatée dans le cas du réchauffement climatique : une grande partie de la solution est entre nos mains ! Pour s'en convaincre, nous devons évoquer une théorie particulière derrière laquelle certains d'entre nous se cachent pour faire de l'obésité, et donc de ses conséquences, une fatalité contre laquelle toute action volontaire, si énergique soit-elle, serait inutile.

Cette idée, qui semble d'ailleurs au moins en partie vérifiée scientifiquement, avance qu'il y aurait une prédisposition héréditaire au surpoids ou à l'obésité, un déterminisme génétique. Selon l'Inserm, un individu a au moins deux fois plus de risques d'être obèse si des membres de sa famille le sont eux-mêmes. L'Institut de recherche a d'ailleurs identifié plusieurs gènes démontrant une implication dans le développement de l'obésité, lesquels interagissent avec les facteurs externes comme une alimentation déséquilibrée et le manque d'exercice. Ces gènes prédisposeraient certains individus à une meilleure efficacité métabolique, à une capacité de stockage particulière en cas d'excès d'apport ou de défaut de dépenses énergétiques. D'ailleurs, tout un chacun compte dans son entourage un ami, une relation qui, en toute innocence, suscite régulièrement chez les plus enrobés d'entre nous des sentiments mêlés lorsqu'on entend cette personne nous dire, après son deuxième dessert chocolat-chantilly : « Je ne sais pas pourquoi mais je peux manger comme quatre, je ne prends jamais un gramme. » Voilà l'expression populaire de cette spécificité génétique ! Pour autant, et même si nous étions frappés d'une sorte de fatalité, celle-ci jouerait sur notre capacité à prendre du poids mais ne nous interdirait pas pour autant d'agir et de contre-attaquer. Cette réaction individuelle est la conséquence d'un choix fait par chacun d'entre nous. Mais il en va de ce choix-là comme de tout autre : pour être crédible, il doit être éclairé. C'est là que doit intervenir la puissance publique. Dans certains pays, dans certaines villes, la lutte contre l'obésité a été élevée au rang de priorité absolue. Ainsi, à New York, les autorités municipales se sont engagées depuis des années dans un véritable « combat de rue », pour tenter d'imposer aux commerces, restaurants ou fast-foods une série d'interdictions qui, souvent, sont contestées en justice, parfois avec succès d'ailleurs. La ville a notamment tenté de limiter la contenance maximale des verres de soda proposés par les enseignes alimentaires, mesure retoquée par la justice étasunienne. L'utilisation de certaines graisses dans les préparations culinaires a en revanche bien été interdite par un vote du conseil municipal. Au sein de l'administration locale, c'est tout un service qui est dédié à cette mission, service se dédiant autant à la répression qu'à l'information. Ceux qui ont eu l'occasion de passer quelques jours dans la ville, il y a vingt-cinq ou trente ans et qui y sont retournés récemment ont tous constaté une modification réelle de la morphologie moyenne des habitants. Mais il est vrai qu'on marche beaucoup à Manhattan et que l'existence d'un espace tel que Central Park au cœur de la ville favorise incontestablement la pratique d'une activité physique. Sur cette même logique, certaines équipes de recherche ont tenté de savoir si certains environnements de vie quotidienne étaient plus ou moins obésogènes. Toujours aux États-Unis, les chercheurs ont ainsi identifié deux éléments réellement liés au statut pondéral, il s'agit de la densité urbaine et de la mixité de l'environnement le plus proche. Ainsi, plus le tissu urbain est dense autour de vous, plus il est varié (résidentiel, commercial, institutionnel, industriel, récréatif et agricole) et plus le risque d'obésité est faible. La vie dans des zones résidentielles peu denses semble être un facteur obésogène significatif. Par ailleurs, d'autres études ont démontré que l'environnement social de chacun d'entre nous est potentiellement une protection contre l'obésité. Plus les gens sont entourés, moins ils sont obèses. Les sociologues expliquent que l'appartenance à un réseau de relations joue de deux façons : d'abord ceux qui vous entourent vous influencent sur vos comportements alimentaires et vos activités quotidiennes simplement par les activités collectives et les échanges. Par ailleurs, afin de pouvoir appartenir à un groupe social, nous allons adapter notre comportement afin d'être mieux intégrés. C'est pourquoi l'isolement semble être un facteur obésogène majeur.

Du côté des pouvoirs publics, en France notamment, force est de constater qu'en matière d'obésité plus encore que sur d'autres domaines de la santé publique, tout effort de prévention a été oublié. C'est d'ailleurs un grand classique de notre système de santé hexagonal ! Seul le curatif, quand il existe, semble mériter un budget et des actions. Chaque ministre de la Santé proclame, dans ses premiers jours d'exercice, sa volonté sans faille de remettre la prévention à la place prépondérante qui doit être la sienne, avant de glisser aussi vite que possible le dossier tout en bas de la pile. S'agissant de l'obésité, l'une des raisons de cette résignation réside notamment dans la puissance du lobby agroalimentaire. L'exemple le plus criant du combat qui oppose d'une part les tenants de la prévention du désordre alimentaire et de l'autre la puissante économie du « Food » remonte à l'année 2004, date à laquelle une loi est envisagée afin d'encadrer les messages publicitaires des industriels les plus portés sur le gras tout en dopant le budget de l'INPES, l'Institut national pour la prévention et l'éducation à la santé qui a pour mission d'organiser les actions de communication en matière de prévention. Alors qu'on souhaitait originellement, du côté des pouvoirs publics, taxer les investissements publicitaires de l'agroalimentaire, secteur qui investissait alors chaque année 1,3 milliard d'euros dans cette promotion, une puissante offensive de lobbying orchestrée par l'ANIA (Association nationale des industries alimentaires) et soutenue par les grands médias, télévisés notamment, est parvenue à offrir aux annonceurs une porte de sortie que certains se sont acharnés à présenter comme vertueuse. Alors que les décrets d'application de cette loi votée en 2004 n'ont été publiés que trois ans plus tard (c'est toujours ça de gagné !), il était finalement proposé aux sociétés de l'agroalimentaire un choix entre une taxe à hauteur de 1,5 % de leurs investissements promotionnels et la diffusion en bas de l'écran, durant la publicité, d'un des quatre avertissements proposés : « Pour votre santé, évitez de grignoter entre les repas », « Évitez de manger trop gras, trop sucré, trop salé », « Pratiquez une activité physique régulière » et « Mangez au moins cinq fruits et légumes par jour ». Et il en advint ce que tout le monde ou presque avait prévu : plutôt que de faire un chèque à la prévention hexagonale, les annonceurs se sont, dans leur immense majorité, précipités pour ajouter une des mentions proposées dans leurs publicités. Outre que les millions d'euros espérés pour la prévention se font encore attendre, on peut aussi s'interroger sur l'efficacité de ces avertissements. Selon une étude réalisée à la demande du ministère de la Santé et de l'INPES, six mois après l'introduction de ces messages, les Français jugeaient favorablement et très majoritairement (87 %) l'ajout de ces petites phrases dans les publicités. Mais, dans les faits, moins de deux Français sur 10 (17 %) reconnaissaient avoir au moins une fois au cours des six derniers mois modifié le contenu de leur caddy en raison de l'un de ces messages. On peut aimer pour les autres et ne pas pour autant agir pour soi ! Cette docilité de nos autorités vis-à-vis du pouvoir du *Food*, cette porosité des politiques vis-à-vis des intérêts de cette industrie surpuissante aurait pourtant dû être contrariée par l'exemple donné par nos voisins d'outre-Manche qui, touchés plus encore que nous, notamment par l'obésité des enfants, ont su imposer des règles nettement plus strictes aux offensives publicitaires de l'agroalimentaire et, cette fois, sans leur proposer une voie d'évitement. Ainsi, depuis le 1er avril 2007, les émissions de télévision destinées aux enfants de 4 à 9 ans ne peuvent plus être accompagnées de publicités pour les sodas, sucreries ou autres céréales du petit-déjeuner. Une interdiction qui s'est étendue, quelques mois plus tard, aux programmes regardés par l'ensemble de la cible, soit les jeunes de 4 à 15 ans. Un an plus tôt, les experts de la « Food Standards Agency » (FSA) avaient analysé, marque par marque, la composition de la plupart des produits présents dans les rayons de supermarché afin de lister ceux qui entraient dans la catégorie « noire », celle des « trop gras, trop sucrés, trop salés ». Un travail titanesque mais indispensable et, surtout, réalisé loin et à l'écart des représentants et défenseurs des grandes entreprises concernées.

Cette prévention française tant souhaitée par nos dirigeants mais immédiatement oubliée se limite aujourd'hui à de trop rares ou parcellaire initiatives, comme le Nutri-Score. Cet outil, contesté mais qui a au moins l'avantage d'exister, s'affiche sur vos produits alimentaires depuis 2017. Sur vos produits ? Oui, mais pas tous puisque la démarche est volontaire et non obligatoire pour les industriels. On pourra toujours considérer comme « suspect » une boîte de céréales qui se contente de proposer le tableau complet de sa composition (illisible et incompréhensible par nature). Les consommateurs devront alors se contenter d'une prévention par défaut.

Comme pour plusieurs autres menaces qui pèsent ou pèseront demain sur notre santé, la question centrale est celle de notre capacité d'adaptation aux évolutions en cours : notre modèle alimentaire traditionnel n'est plus pertinent par rapport aux évolutions de nos modes de vie et il importe désormais d'engager une mutation « nutritionnellement correcte » de nos comportements en la matière. Nos ancêtres ont su s'adapter à l'environnement, aux famines et autres catastrophes. Nous devons, quant à nous, apprendre à nous adapter à l'abondance. Dans cette phase de transition économique, les populations les plus vulnérables sont celles qui souffrent des conditions les plus précaires. Si les freins de la tradition et de la culture sont inopérants, les individus deviennent des « cibles idéales », comme le démontre la progression spectaculaire de la prévalence de l'obésité au sein des populations migrantes. Face à cette pandémie qui menace, l'OCDE a voulu estimer les effets de trois ensembles de mesures particulièrement prometteuses afin d'aider les pays à faire face à l'épidémie avec plus d'efficacité et de cohérence dans leur action. Selon les experts, il apparaît finalement que l'apposition d'informations nutritionnelles sur les emballages et les menus, l'encadrement de la publicité faite auprès des enfants et la promotion de l'exercice physique, par les médecins et dans les écoles notamment, figuraient au nombre des mesures recommandées, notamment si elles étaient appliquées conjointement. Or, nous l'avons vu, la France est encore loin du compte, même si, sur le dernier de ces trois points, des avances ont été constatées. Malgré tout, le débat ouvert il y a quelques années de l'activité sportive sur ordonnance et de son éventuel remboursement reste ouvert.

On peut s'interroger sur cette timidité de nos instances nationales lorsqu'il s'agit de prendre la parole sur le sujet. Un simple coup d'œil sur les campagnes de communication mises en place par Santé publique France démontre que l'objectif de cette prise de parole est presque exclusivement de démontrer que « l'obésité est une maladie ». Noble objectif, mais après ? Car, si les patients en net surpoids se décident à prendre rendez-vous chez le médecin, ceux-là se sentent souvent désarmés. Et pour cause ! Aussi insensé que cela puisse paraître, la nutrition en tant que telle n'est jamais abordée au cours des six années d'études suivies par un médecin généraliste, elle l'est seulement en lien avec certaines pathologies, lorsqu'il est question de la gastro-entérologie, de la néphrologie, de la pédiatrie, de la gynécologie, de la diabétologie ou de la cardiologie, notamment quand on évoque les problèmes liés au cholestérol ou à l'hyperlipidémie. Les futurs médecins peuvent par ailleurs traiter de l'obésité lorsque celle-ci est à l'origine d'autres pathologies comme le diabète, l'hypertension ou les pathologies ostéo-articulaires. Mais, on l'aura compris, cet apprentissage est pour le moins sommaire compte tenu des millions de patients effectivement concernés. Pourquoi cet oubli ? Peut-être parce que longtemps, et aujourd'hui encore si nous devons être honnêtes, le « gros » a été le seul fautif aux yeux des autres et donc de la société. Incapable de se maîtriser, de se bouger et de se prendre en main, il est passé d'un statut plutôt sympathique et débonnaire au milieu du XXe siècle, où l'on disait d'une personne en surpoids évident qu'elle « se porte bien », à celui de victime volontaire et de coupable, un être faible et uniquement guidé par ses envies. Après tout, pourquoi la collectivité devrait-elle l'aider à se prendre en charge s'il est incapable de faire lui-même le premier pas ? Ce qui explique pourquoi les communications publiques ont tenu à médicaliser l'obésité. Pour autant, il suffit de passer quelques minutes dans une école primaire ou dans un collège pour comprendre qu'il reste encore beaucoup à faire. Et ce pauvre Alceste, martyrisé par ses petits copains, à l'exception bien sûr du gentil Petit Nicolas, n'a pas disparu des cours de récréation.

Si la mobilisation de chaque personne concernée est indispensable et si une meilleure appréhension des grandes règles de la nutrition est un passage obligé, il n'en reste pas moins que la science a réalisé d'incontestables progrès dans ce domaine au cours des dernières années. Longtemps considérée comme un gadget de la médecine esthétique, la chirurgie bariatrique s'est aujourd'hui démocratisée et imposée comme une solution pour les obésités les plus sévères ayant résisté aux autres approches. L'intervention chirurgicale consiste à réduire le volume de l'estomac et à diminuer ainsi la surface d'absorption des aliments dans le tube digestif. Une pratique qui a démontré, jusqu'à ce jour tout du moins, une efficacité très nettement supérieure aux approches non chirurgicales de perte de poids, et notamment en termes de résolution de certaines maladies associées à l'obésité, comme le diabète de type 2. La littérature scientifique qui a examiné l'efficacité de la chirurgie bariatrique est en croissance phénoménale avec plus de 20 000 publications sur le thème « bariatric surgery » à ce jour. Une étude récemment publiée a démontré une rémission partielle du diabète de type 2 de 75 % à deux ans et de 37 % à cinq ans dans le groupe ayant subi une intervention de ce type. Mais attention, il ne s'agit en aucun cas d'une solution miracle : parmi les patients qui avaient, deux ans après l'intervention, bénéficié d'une rémission partielle de leur diabète, plus d'un sur deux (53 %) l'a vu réapparaître dans les trois années suivantes.

À la lecture de la plupart des études, la perte de poids atteint son maximum 18 à 24 mois après la chirurgie. Cette perte de poids varie alors entre 20 et 35 % du poids de départ. En d'autres termes, une personne de 120 kg peut espérer voir s'afficher sur sa balance un chiffre compris entre 78 et 96 kg après un tel délai. Une évolution impressionnante même si, le temps passant, on constate dans l'immense majorité des cas une certaine reprise du poids. Il n'empêche que même après quinze à vingt ans, le poids après chirurgie est bien inférieur à celui affiché par les patients ayant choisi une autre méthode. Avec le recul de plusieurs années et la multiplication de ces interventions, il apparaît que c'est bien la préparation des patients obèses avant la chirurgie bariatrique qui est probablement l'un des éléments clés déterminant la qualité de vie et l'évolution pondérale de ceux-ci après l'opération.

Ainsi, une personne obèse qui n'a pas eu l'occasion, avant de subir son intervention, de revoir en profondeur ses habitudes alimentaires tant du point de vue quantitatif que qualitatif et demeure sédentaire, risque nettement plus que les autres. Ce patient aura probablement beaucoup de difficultés à analyser et faire évoluer les liens existant entre ses propres émotions et son rapport à la nourriture, sa façon de s'alimenter, avant puis après l'acte chirurgical. Le risque d'une reprise de poids après l'intervention est alors réel. Une fois de plus, on ne peut que constater la dimension psychosociale de l'obésité.

Mais outre-Atlantique, où l'on est souvent très en avance sur l'Europe en matière d'accès aux nouveaux traitements, de nombreux spécialistes se projettent déjà dans l'après-chirurgie. Il y a quelques mois, plusieurs experts interrogés par une société d'études, SVB Leerink, estimaient qu'il existait d'ores et déjà une alternative parfaitement crédible et efficace à la chirurgie grâce à deux molécules dont l'une est commercialisée depuis 2021. L'une et l'autre sont dérivées de traitements antidiabétiques, lesquels ont démontré des effets réels sur la prise de poids. En partant de ce constat les deux laboratoires pharmaceutiques concernés, l'américain Lilly et le danois Novo Nordisk, ont développé des formules dédiées à la perte de poids. Ainsi, la sémaglutide (commercialisé sous la marque Wegovy) de Novo Nordisk et le tirzepatide de Lilly (commercialisé sous la marque Mounjaro) permettent selon les essais cliniques publiés, une perte de poids de 15 à 20 % – voire parfois plus encore pour certains dosages. Se présentant l'un et l'autre sous la forme d'un simple stylo injectable, similaire à ceux utilisés par les diabétiques, ils permettraient donc d'éviter le passage par la table d'opération pour les patients dont l'obésité semble un peu moins morbide. Les effets secondaires recensés sont rares alors que, parmi les personnes qui subissent des interventions chirurgicales, 5 à 10 % souffrent de complications parfois graves. De surcroît, des études en cours devraient permettre de confirmer les effets très bénéfiques de ces traitements sur le risque de pathologies cardiovasculaires. Après la mise sur le marché du Wegovy, aux États-Unis, le traitement soumis à la prescription des médecins a été validé, malgré un prix non négligeable de près de 1 500 dollars par mois, par la quasi-totalité des compagnies d'assurance privées qui anticipent logiquement les « économies » qu'elles pourraient réaliser par rapport aux dépenses de soins que génère sur les moyen et long termes un patient obèse non traité. Le succès commercial, puisqu'il faut parler ainsi, du Wegovy a été tel que Novo Nordisk s'est vu contraint de réserver pendant plusieurs mois la vente de ses stylos à injection aux seules personnes ayant déjà débuté leur traitement. Désormais, le laboratoire a dopé ses capacités de production pour pouvoir répondre à la demande et aux prescriptions des médecins traitants. Quant au Tirzepatide de Lilly, les experts estiment qu'il pourrait s'imposer en 2030 comme le médicament le plus vendu au monde avec un chiffre d'affaires espéré de 25 milliards de dollars par an ! Et que les cassandres habituelles du médicament se calment : une telle performance ne peut pas être due aux seuls efforts marketing des industriels. Si de telles perspectives sont envisagées c'est évidemment et avant tout parce que le traitement répond efficacement à un besoin sanitaire ! Les chiffres publiés au sujet de ces deux molécules ont été très largement relayés par la presse grand public, aux États-Unis mais également chez nous où *Le Figaro* parlait, en août dernier, d'une « nouvelle ère médicamenteuse » pour la prise en charge de l'obésité alors que nos voisins suisses n'étaient pas en reste, *La Tribune de Genève* évoquant des « médicaments qui révolutionnent la prise en charge de l'obésité ». Mais attention ! Une fois de plus, nous pourrions nous retrouver à la traîne de la plupart des autres pays au moment de donner le feu vert à ces traitements. Et ce, pour deux raisons. D'abord parce que la France est encore un des rares pays développés qui refuse de qualifier l'obésité de maladie chronique, ce qui a pour conséquence un remboursement conditionnel et souvent partiel des traitements. Ensuite, si notre pays a toujours eu un problème culturel à considérer qu'on pouvait traiter le surpoids avec des médicaments, le scandale du Mediator en a encore rajouté à ce blocage psychologique de nos autorités de santé. Or, le Mediator était initialement un antidiabétique dont l'usage a été détourné vers la perte de poids. Avec les drames que l'on connaît. Le parallèle dans les esprits sera évident même si les deux molécules à venir n'ont aucun rapport, dans leur mode d'action, avec le principe actif du Mediator. On peut tout de même s'attendre à un débat probablement virulent qui risque une fois de plus de retarder la mise à disposition des patients français du Wegovy et de son concurrent. Une situation malheureusement trop fréquente dans notre pays : lorsque la toute dernière génération d'antidiabétiques, avec des effets hautement protecteurs contre le risque d'accidents cardiovasculaires et de décès, a été commercialisée, il a fallu aux diabétiques français attendre plus de cinq années avant de pouvoir en bénéficier. Il y a à peine plus de trois ans, seuls trois pays au monde ne disposaient pas de ces traitements : l'Albanie, la Corée du Nord et la France.

LE DÉRÈGLEMENT CLIMATIQUE

La menace suprême

Quelle différence y a-t-il entre ceux qui vous regardent comme s'ils n'étaient déjà plus là, les yeux presque vides, en arguant que « de toute façon c'est mort, c'est trop tard », et ceux qui, ne tenant pas en place, découpent chaque jour dans la presse les articles évoquant une future catastrophe naturelle, des inondations, des typhons jusqu'alors inconnus et vous laissent chaque matin, dès l'aube, un nouveau SMS, dont la rédaction commence pas ces mêmes mots, « tiens, t'as vu, encore, hier » ? Cette différence tient en un mot : les premiers sont des climato-dépressifs, les seconds n'en sont pas encore à ce stade mais sont déjà des éco-anxieux. Certains services de psychiatrie attestent régulièrement de la montée en puissance de ces troubles, parfois à des stades très avancés, notamment chez les plus jeunes. Et une médecin de santé publique exerçant au Canada, la docteure Véronique Lapaige, s'est imposée, depuis quelques années, comme l'experte internationale de ces pathologies, sorte de nouveau mal du siècle. Cette éminente praticienne a étudié pendant plusieurs années les comportements d'un groupe d'une cinquantaine de personnes : « Je me suis aperçue que beaucoup exprimaient un mal-être identitaire similaire face au constat effroyable de ce qui se passait autour de nous. Mais ce sentiment n'était pas uniquement négatif car il provoquait aussi une responsabilisation de ces personnes face aux changements planétaires », affirmait-elle il y a trois ans dans un entretien au magazine *National Geographic*. Et il est peu probable que l'actualité des trois dernières années ait pu, d'une manière ou d'une autre, inverser le phénomène. En effet, selon les avis des experts climatologues du GIEC (Groupe d'experts intergouvernemental sur l'évolution du climat), les conditions climatiques terrestres devraient être notablement modifiées dans les années à venir. Si la tendance actuelle se prolonge, nous aurons un réchauffement moyen de 4 à 5 °C d'ici la fin du siècle. Et si nous sommes collectivement capables d'efforts très importants, notamment en diminuant l'utilisation des énergies fossiles, le réchauffement pourrait n'être « que » de 2 °C. 4 °C d'un côté, 2 °C de l'autre, me direz-vous… Juste de quoi pousser un peu plus la « clim » et adapter notre garde-robe… Et pourtant ! Ces évolutions auront pour conséquences des vagues de chaleurs 10 à 40 fois plus fréquentes que celles que nous connaissons aujourd'hui, toujours selon le GIEC ; une montée du niveau de la mer d'au moins 1 mètre et une acidification des océans ainsi qu'une augmentation des précipitations due à l'augmentation de l'évaporation des mers ; une baisse de l'humidité du sol dans des régions déjà sèches, comme la Méditerranée et l'Afrique du Sud ; et de plus en plus de terres seront soumises à des sécheresses, elles-mêmes de plus en plus fréquentes et sévères.

Et que les climatosceptiques ne se bousculent pas pour évoquer je ne sais quel complot du lobby des turbines à eau douce ou des producteurs de ventilateurs à pédale : les constats et les études publiés sont rendus de plus en plus précis et sûrs au fil des rapports. L'expertise climatique est une science désormais incontestable, et, à ce jour, le degré de confiance dans ces prévisions est très élevé. En revanche, l'impact de ces bouleversements environnementaux sur la santé humaine demeure très complexe à anticiper. Et il s'agit là d'un domaine mal étudié, à ce jour tout du moins, de la santé publique. Trop peu d'études vraiment sérieuses ou de modélisations suffisamment ambitieuses ont été réalisées, et l'immense majorité des données existantes sont encore exploratoires.

Lorsqu'on tente d'anticiper les conséquences de ces évolutions sur notre santé, on distingue le plus souvent les impacts liés à l'augmentation des températures et de l'humidité, de ceux nés des phénomènes climatiques extrêmes tels que les ouragans, les typhons ou les tempêtes. Sans oublier, évidemment, la multiplication des épisodes de sécheresse et d'inondations.

De surcroît, à tous ces effets directs, il convient nécessairement d'ajouter les impacts sociaux majeurs (migrations, crise économique, tensions politiques, etc.) qui découleront presque toujours de ces bouleversements. Les maladies modernes (dépression, obésité, troubles du sommeil, addictions) ayant, comme nous l'avons vu, des déterminants sociaux très forts, les conséquences en chaîne du réchauffement climatique sur la santé amplifieront les tendances épidémiologiques actuelles. En d'autres termes, si la société actuelle et la solitude qui, pour certains, l'accompagne souvent, sont à l'origine d'une augmentation notable des cas de dépressions sévères, cette même société, avec 3 °C de plus sur les écrans de nos prévisions météorologiques, verra encore ce phénomène s'accroître.

Les vagues de chaleur

L'exposition aux températures élevées et aux vagues de chaleur entraîne une série d'impacts négatifs sur la santé, de la morbidité et la mortalité due au stress thermique jusqu'aux coups de chaleur et aux exacerbations des maladies cardiovasculaires et respiratoires. Les plus touchés sont logiquement les plus de 65 ans, les personnes handicapées ou ayant des conditions médicales préexistantes, ceux qui travaillent en extérieur ou dans des environnements non refroidis, et ceux qui vivent dans des régions déjà aux limites des possibilités de notre organisme. Un chiffre, sur ce point, est aussi éloquent qu'inquiétant : entre 2000 et 2018, la mortalité directement liée à la chaleur chez les personnes de plus de 65 ans a augmenté de 53,7 % pour atteindre, en cette dernière année, 296 000 décès, dont la majorité survenue au Japon, dans l'est de la Chine, au nord de l'Inde et en Europe centrale.

S'il est logique de trouver dans les pays aux populations les plus importantes les nombres de décès les plus imposants, tels que les 62 000 morts enregistrés en Chine ou les 31 000 décès en Inde, certains pays, nettement plus proches de nous, sont aussi très durement touchés. Ainsi, au cours de la seule année 2018, on a recensé plus de 20 000 morts liées à la chaleur chez nos voisins allemands, 19 000 aux États-Unis, à peine moins en Russie (18 600) où il n'est pas si fréquent de dépasser les 19 °C et 14 200 décès au Japon.

Mathématiquement, l'impact de cette hécatombe admet aussi son versant économique : 302 milliards d'heures de travail ont été perdues à travers le monde à cause de ces vagues de chaleur, en 2019, soit 103 milliards de plus qu'en 2000. À eux seuls, 13 pays concentraient plus de 80 % de ces heures perdues, avec, en tête du classement, l'Inde et le Cambodge, ce dernier pays présentant même la perte en heures de travail par habitant la plus élevée au monde. La part de l'agriculture dans l'économie de ces pays est prépondérante, or les travailleurs agricoles subissent les pires effets directs de ce réchauffement. Dans les pays à revenus élevés, comme les États-Unis, le fardeau repose souvent sur les secteurs d'activité liés à la construction, presque toujours en extérieur. Par ailleurs, le réchauffement des températures est associé à une traumatologie nettement plus élevée dans un contexte d'activités professionnelles particulièrement physiques comme les chantiers de construction, le transport, l'agriculture ou l'industrie. Autre conséquence directe, une prévalence toujours plus forte des maladies cutanées, notamment les infections de la peau et des tissus mous qui sont favorisées par les températures extrêmes, l'humidité élevée (eczéma, irritations chez les enfants notamment) et l'exposition aux rayons ultraviolets. C'est aussi le cas des cancers de la peau (exposition UV) : pour notre seul pays, 80 000 sont détectés annuellement et plus de 80 % d'entre eux sont liés à une exposition excessive au soleil. À noter que, selon Santé Publique France, il s'agit là d'un des cancers ayant la plus forte augmentation d'incidence entre 2010 et 2018.

Les phénomènes climatiques extrêmes

Les cyclones, ouragans, vagues de sécheresse et autres inondations, que l'on regroupe dans la catégorie des phénomènes climatiques extrêmes, ont malheureusement comme conséquences directes des morts et blessés par accident. Mais leurs conséquences sont aussi amplifiées et aggravées par des effets inhérents à l'environnement. C'est par exemple le cas de l'aggravation des symptômes respiratoires provoqués par la fumée ou les feux de forêt, la propagation des virus ou bactéries, sans oublier les maladies transmises par l'eau à la suite d'une inondation ou d'une sécheresse. Ces impacts sont également accentués par les dérèglements de nos structures sanitaires et sociales, la perturbation des services de santé par exemple, mais aussi l'inévitable aggravation de la santé mentale d'une population totalement perturbée et désorientée par la survenue de ces phénomènes climatiques jusqu'alors inconnus ou presque. On l'aura compris : il s'agit d'une sorte d'effet domino, des réactions en chaîne qu'il est souvent difficile sinon impossible d'enrayer.

On le constate enfin, à chaque fois qu'une telle catastrophe naturelle s'abat sur une région ou une communauté, d'autres pathologies mentales se répandent souvent. C'est notamment le cas du fameux syndrome de stress post-traumatique, mais aussi des troubles anxieux qui n'épargnent jamais les plus jeunes, ainsi que de l'augmentation de certaines addictions, l'alcoolisme notamment.

Les maladies respiratoires

C'est une des maladies qui progresse de façon la plus régulière depuis des années et qui pourrait, demain, voir sa prévalence s'accentuer de façon encore plus notable dans toutes les couches de la population. En cause, là aussi, le réchauffement climatique dans son acception la plus large. Déjà en hausse dans nos pays occidentaux, l'asthme touche 4,5 % des 18-45 ans pour lesquels le diagnostic a été posé ou qui suivent un traitement. À ce chiffre, il convient d'ajouter un nombre certes encore mal évalué mais probablement conséquent d'adultes chez qui la pathologie n'a été ni identifiée, ni traitée, car encore peu impactante sur la vie quotidienne, mais pour lesquels une détérioration de la qualité de l'air pourrait servir d'étincelle. Or l'asthme, qui est aussi l'une des maladies chroniques les plus présentes chez les enfants, est tout sauf une pathologie anodine. Selon les chiffres de l'Organisation mondiale de la santé, elle aurait été la cause, à travers le monde, de plus de 460 000 décès pour la seule année 2019. L'hypothèse, aujourd'hui toujours plus probable, d'une exposition à de plus fortes températures et à un air de moins bonne qualité pourrait entraîner une explosion des cas de maladies respiratoires, du nombre de personnes asthmatiques et donc des décès. Sans oublier que ce même réchauffement climatique a un effet amplificateur sur les phénomènes allergiques en intensifiant la pollinisation. Dans ce cas, les quelques semaines très gênantes que vivent les centaines de milliers de personnes sensibles à ce phénomène pourraient à l'avenir se transformer en mois de douleurs et de troubles respiratoires handicapants. Enfin, même si vous êtes éloignés de plusieurs centaines de kilomètres des foyers dont la télévision vous montre chaque été les images, les incendies de forêts, toujours plus fréquents, jouent eux aussi un rôle important dans la multiplication et l'aggravation des crises asthmatiques. En effet, d'où qu'ils se propagent, ils émettent de très nombreuses particules fines qui ignorent les frontières et les divisions administratives. Le phénomène a été particulièrement étudié au Canada à la suite d'importants feux de forêts qui se sont multipliés au tout début des années 2000 au nord de l'État du Québec. Or, quelques jours plus tard, on notait une hausse très importante de la quantité de particules fines à Baltimore, ville située à plus de 1 000 kilomètres du site des feux, hausse qu'aucun autre événement récent ne pouvait expliquer.

L'homme ne fait pas que rejeter du dioxyde de carbone dans l'atmosphère. Depuis plusieurs dizaines d'années, il déverse des milliards de microparticules de plastique dans l'environnement. On les retrouve dans la mer et dans l'ensemble des produits issus de celle-ci, allant des crustacés aux poissons, mais aussi partout ailleurs sur la planète, y compris au sommet de l'Everest, en raison de la volatilité de ces microparticules plus fines que des cheveux. On trouve des microplastiques dans le sel, la bière, les fruits et légumes frais et même dans l'eau potable. Les particules en suspension dans l'air peuvent faire le tour du globe en quelques jours et tomber du ciel comme la pluie. On les retrouve dans les poumons des patients qui ont été opérés et dans le sang des patients donneurs. La science ne peut dire aujourd'hui si ces particules ont un effet sur notre santé. Entraînent-elles des phénomènes inflammatoires comme d'autres corps étrangers dans notre organisme ? Cette inflammation, si elle existe, peut-elle occasionner un surrisque de cancer ou d'autres maladies ?

Des chercheurs français ont récemment mis en évidence *in vitro* que les microparticules pouvaient changer la flore intestinale des humains. Ce microbiote intestinal étant en interaction avec de nombreuses fonctions physiologiques, sa modification pourrait entraîner des conséquences sur la santé. À ce stade, il est difficile d'en savoir beaucoup plus.

Les tensions alimentaires

Impossible d'évoquer l'impact du changement climatique sur la santé sans aborder les aspects nutritionnels du problème. L'augmentation de la température, les changements au niveau des précipitations et les importantes concentrations de dioxyde de carbone (CO_2) en surface pourraient en effet sensiblement diminuer les rendements agricoles dans tous les scénarios. Un phénomène qui a été identifié et évalué par la NASA, laquelle a mis en place un programme d'observation dédié à l'agriculture et à la sécurité alimentaire, la NASA Harvest Mission, bénéficiant des observations faites depuis les dizaines de satellites qui tournent en permanence autour du globe. Selon ces observations et les projections dont elles ont fait l'objet, on doit s'attendre d'ici à la fin de notre siècle à une baisse du rendement de la culture du maïs de près de 25 %, et de plus de 17 % pour la culture du blé. Des chiffres aussi importants qu'inquiétants, alors que depuis près de deux siècles, les rendements n'avaient cessé de croître. L'augmentation de la température moyenne mais également la multiplication des épisodes de sécheresse sont à l'origine de ces prévisions particulièrement alarmantes alors que l'augmentation de la population mondiale, si elle se poursuit sur son rythme actuel, pourrait, en 2100, avoir ajouté 2 milliards d'habitants aux 8 milliards qui peuplent aujourd'hui notre planète. On imagine aisément la gravité des tensions alimentaires qui pourraient découler d'un tel déséquilibre ! Et dans toutes les études scientifiques publiées à ce jour, les changements climatiques et les catastrophes naturelles sont associés, pour de nombreuses régions du monde, à une progression de la malnutrition et à des retards de croissance chez l'enfant.

La santé mentale

On a vu et on continue de voir l'impact de la crise du Covid sur la santé mentale de la population, notamment chez les plus jeunes. De la même manière, il semble évident, aux yeux des experts, que les multiples désordres et incertitudes que vont provoquer les changements climatiques auront également des conséquences importantes sur la santé mentale et, une fois encore, avant tout sur celle des jeunes. Comme nous l'avons souligné en ouvrant ce chapitre, l'éco-anxiété et l'éco-dépression ne sont pas, comme le soutiennent certains commentateurs, des fantasmes de jeunes bobos. Et dans plusieurs études épidémiologiques, les vagues de chaleurs et de sécheresse sont incontestablement associées à une augmentation des hospitalisations en services de psychiatrie (lorsque des lits y sont encore disponibles…) et du nombre de suicides. Plus classiquement, les catastrophes naturelles attendues comme beaucoup plus fréquentes dans les années à venir, seront et sont déjà associées à d'autres pathologies mentales comme les syndromes de stress post-traumatiques, les troubles anxieux et l'augmentation des addictions, notamment l'alcool. Comme ce fut le cas, il y a déjà de longues années, pour de nombreux vétérans des récents conflits. Ainsi, la terminologie parfois employée de « guerre du climat » pourrait malheureusement prendre tout son sens.

Les solutions

Il reste à explorer les quelques pistes utilisées dans le domaine spécifique de la santé pour faire face à ce dérèglement climatique et à ses conséquences sur les organismes humains. Dans de nombreux établissements de soins, hôpitaux, cliniques ou EHPAD, mais aussi, logiquement, aux domiciles des personnes particulièrement exposées, la climatisation a été privilégiée pour son effet quasi immédiat, malgré l'investissement que de tels dispositifs représentent souvent. Ainsi, après l'épisode de canicule de 2003, qui aurait été la cause de près de 20 000 décès dans notre pays, les pouvoirs publics ont imaginé la mise en place de plans d'urgence, blanc pour les hôpitaux et bleu pour les établissements accueillant des personnes âgées, ce dernier prévoyant notamment l'obligation d'une salle commune climatisée dans chacune de ces maisons de retraite, selon l'ancienne terminologie. Pourtant, les chiffres ont de quoi interroger sur la pérennité de ces stratégies. En effet, dès 2018, on constatait que la multiplication de ces dispositifs n'était pas sans conséquence sur la demande d'électricité, la climatisation représentant alors 8 % de la consommation mondiale d'électricité, majoritairement produite par les énergies fossiles. Selon un rapport de l'Agence internationale de l'énergie, publié en cette même année et sur la base du rythme d'installation constaté alors, quelque 5,6 milliards de climatiseurs (contre 1,6 milliard en 2018) seront actifs à travers le monde en 2050, et consommeront alors autant d'électricité que l'économie chinoise, la plus gourmande en énergies fossiles aujourd'hui. Actuellement, par temps chaud, la climatisation peut être responsable de plus de la moitié des pics de demande locale en électricité et émet de la chaleur résiduelle qui contribue à l'apparition d'un effet d'îlots de chaleurs en milieu urbain. Entre « mal nécessaire » et « pire des fausses bonnes solutions », la climatisation doit encore faire l'objet d'études prospectives, prenant en compte d'éventuels progrès technologiques dans la construction des dispositifs existants, afin de vraiment savoir si, dans le domaine de la santé notamment, les méfaits l'emportent sur les avantages.

Autre piste, même si celle-ci demande plus de temps et d'anticipation, la multiplication des espaces verts urbains et la garantie d'un accès à ceux-ci pour le plus grand nombre. Cette solution offre d'incontestables avantages pour la santé en réduisant l'exposition à la pollution atmosphérique et sonore, soulageant ainsi le stress et fournissant un cadre idéal pour l'interaction sociale et l'activité physique. Ce qui permet « mathématiquement » de réduire la mortalité, toutes causes confondues. Par ailleurs, ces espaces verts séquestrent le carbone et fournissent un refroidissement local qui atténue le phénomène d'îlot de chaleur urbain. Tout un chacun peut le constater, l'été, lorsque la température moyenne affichée augmente, en s'offrant une balade tranquille en forêt ou au bord de la mer. Reste aux responsables politiques et aux autorités chargées de l'aménagement urbain de ne pas réserver, *de facto*, l'accès à ces espaces verts aux populations les plus favorisées qui sont aussi celles dont la santé est la moins fragile. Il est donc essentiel de considérer, avant tout projet, la façon dont les espaces verts sont conçus et distribués pour en assurer l'accès équitable. Sur ce point précis, un bilan chiffré et scientifiquement incontestable démontre à lui seul le chemin qui reste à parcourir. Conçu par le Global Human Settlement Layer (GHSL) sur la base des données fournies par la Commission européenne, un indicateur permet en effet de quantifier l'exposition aux espaces verts dans quelques 468 centres urbains de plus d'un million d'habitants. En 2019, seuls 42 de ces centres, soit moins de 9 %, bénéficiaient de niveaux de verdure « très élevés à exceptionnellement élevés ». Parmi ces 42 villes, on ne recensait que cinq capitales à savoir Colombo (Sri Lanka), Washington DC (États-Unis), Dacca (Bangladesh), San Salvador (El Salvador) et La Havane (Cuba). De l'autre côté de cette « échelle de verdure », 49 centres urbains, abritant au total plus de 156 millions d'habitants et parmi lesquels on trouve plus de 20 capitales, affichaient de très faibles niveaux d'espaces verts. À noter que les grandes villes européennes telles que Paris, Londres, Berlin ou Amsterdam bénéficient toutes d'un niveau de verdure élevé. Mais toutes les populations vivant dans ces capitales ont-elles un égal accès à ces bassins de fraîcheur ? Rien n'est moins sûr !

Enfin, il est une dernière précaution indispensable pour ces villes qui sont, du fait de leur densité de population, les zones où la situation peut devenir la plus rapidement critique en raison des bouleversements climatiques. Le pouvoir politique, local et national, devrait en effet concevoir pour chacun de ces centres urbains un plan spécifique de gestion des risques climatiques permettant aux divers intervenants de l'urgence de pouvoir affronter vagues de chaleur et inondations.

Pour y parvenir, une collaboration étroite doit être mise en place entre les professionnels des prédictions climatiques et les services de santé afin que ceux-ci soient préparés pour répondre sans délai aux besoins de la population en fonction des aléas climatiques.

Conclusion

L'estimation date d'il y a quelques années : selon de savants calculs, une jeune fille née après l'an 2000 en France a une chance sur deux d'être au moins centenaire. Et si les données ont peut-être très légèrement évolué depuis la crise du Covid, l'information reste impressionnante. Que de progrès réalisés en deux siècles ! Dans ces conditions, faut-il vraiment s'alarmer devant ces dix fléaux supposés pour notre santé publique ? On peut intimement, chacun face à nos convictions personnelles, s'interroger. D'autant que toutes ces années d'espérance de vie gagnées ont eu un effet presque délétère : celui de nous imposer l'idée même de la mort comme une injustice absolue. Au point de vouloir, toujours et encore en repousser l'échéance, en oubliant parfois que l'essentiel n'est peut-être pas dans ces mois grapillés sur le fatal mais inévitable destin, mais plutôt dans la qualité des années passées à vivre plus que nos aînés. Le débat sur la fin de vie qui agite chaque législature depuis deux décennies, en apporte la preuve aujourd'hui encore. Pourtant, même s'il s'agissait, après avoir analysé ces dix fléaux, de tirer de ce bilan un constat malgré tout positif, force est de constater que l'essentiel de ces « maladies à venir » est en réalité induit par nos excès, individuels et collectifs, et par notre incapacité persistante à nous fixer des limites dans un monde d'opulence. La sédentarité et la surconsommation de calories sont des résultantes de l'évolution de nos modes de vie. Nos organismes sont faits pour bouger en cas de danger ou pour trouver à manger, pour stocker en cas de pénurie alimentaire, pour trouver du plaisir sans limite lorsque celui-ci est accessible, pour vivre au rythme des saisons, du jour et de la nuit, pour se reproduire tant que le corps le permet. D'évidence, le grand défi de cette nouvelle ère tiendra dans notre capacité à ouvrir les yeux et à déterminer nos limites, individuelles et collectives. Or, c'est bien là une vérité qui va à l'encontre de toutes les conceptions portées par nos sociétés modernes, prônant un monde où l'homme est tout-puissant. Mais cette vision des choses est encore celle des temps anciens, celle d'une humanité luttant contre les éléments pour manger à sa faim, pouvoir se reproduire ou échapper à l'ennemi. Aujourd'hui, ce sont ses propres excès qui menacent la santé de l'homme. Évidemment, de manière paradoxale, la science pourrait presque devenir une sorte d'ennemi inconscient : en venant à bout, depuis près de 150 ans, de toutes ces maladies depuis oubliées, en nous aidant à franchir tous les obstacles, elle risque de nous aveugler en nous laissant croire que rien n'est impossible. Et qu'il suffit peut-être de laisser entre les mains de nos meilleures blouses blanches, à chaque nouvelle pandémie, à chaque nouvelle menace susceptible de mettre un peu nos vies en danger, le soin de trouver une solution de plus. D'ailleurs elle y parvient presque toujours et, en dehors de ces maladies rarissimes, dramatiques mais rarissimes, qui mobilisent chaque année notre générosité, les pathologies à grande échelle qui depuis des décennies résistent encore à la science se comptent sur les doigts d'une main ! Pourtant, cette science serait probablement plus utilement mobilisée si on lui confiait le soin de réduire les inégalités toujours plus nombreuses face à la souffrance physique et psychologique que d'exiger d'elle encore quelques années gagnées sur l'éternité. Car, là est aussi la leçon de notre répertoire des fléaux de santé publique : certains bénéficient d'une attention de tous ou presque, d'une mobilisation des esprits et des générosités alors que d'autres ont bien du mal à attirer les foules et les fonds. La dépression, les addictions, l'obésité ne méritent-elles pas autant que le cancer ou les maladies neurodégénératives de figurer au premier rang des priorités et des mobilisations ? Nous vivons encore trop souvent sous le règne d'une certaine morale collective qui dicte nos indignations. Pourtant, dans le monde qui s'impose aujourd'hui, un monde où le lien social semble se fragiliser de jour en jour, où l'isolement est en passe de devenir la norme, chacun d'entre nous a probablement plus de risques d'être victime d'une véritable dépression que d'un cancer. Et si ce n'est peut-être pas encore mathématiquement le cas aujourd'hui, ce le sera demain. Car cette science à laquelle, heureusement, nous croyons, pour la plupart d'entre nous, sera dans un proche avenir toujours plus performante face à la plus petite des tumeurs hier encore inaccessible, que confrontée au mal-être des plus jeunes, au désespoir de certains oubliés du progrès qui préfèrent s'enfoncer dans les paradis artificiels, convaincus que le paradis normal, celui qu'on appelle modestement le bonheur, leur est interdit.

Table des matières

Imprimé en France par CPI

Composition : Nord Compo
N° d'imprimeur : 2069376
Achevé d'imprimer : décembre 2022
Dépôt légal : janvier 2023